精彩诗图话方剂

主编 周超凡 张静楷

中国科学技术出版社
·北　京·

图书在版编目（CIP）数据

精彩诗图话方剂 / 周超凡，张静楷主编．—北京：中国科学技术出版社，2020.12（2021.11 重印）

ISBN 978-7-5046-8815-6

Ⅰ. ①精⋯ Ⅱ. ①周⋯ ②张⋯ Ⅲ. ①方歌—汇编 Ⅳ. ① R289.4

中国版本图书馆 CIP 数据核字（2020）第 188473 号

精彩诗图话方剂　JINGCAI SHITU HUA FANGJI

策划编辑	卢紫晔
责任编辑	符晓静
封面设计	中科星河
正文设计	中文天地
责任校对	焦　宁
责任印制	徐　飞

出　　版	中国科学技术出版社
发　　行	中国科学技术出版社有限公司发行部
地　　址	北京市海淀区中关村南大街 16 号
邮　　编	100081
发行电话	010-62173865
传　　真	010-62173081
网　　址	http://www.cspbooks.com.cn

开　　本	787mm × 1092mm　1/16
字　　数	200 千字
印　　张	15
版　　次	2020 年 12 月第 1 版
印　　次	2021 年 11 月第 3 次印刷
印　　刷	北京博海升彩色印刷有限公司
书　　号	ISBN 978-7-5046-8815-6 / R · 2637
定　　价	88.00 元

编委会名单

主　编　周超凡　张静楷

副主编　高　云　杨成夫　江　飞　广　行

编　委（以姓氏笔画为序）

丁素敏　北京和平里医院

朱竞明　北京广安中医门诊部

刘　颖　中国中医科学院

关慧泉　北京宣武中医院

辛晓伟　山东食品药品职业学院

张丹梅　解放军总医院第三医学中心（原武警总医院）

赵红霞　中国中医科学院

赵翔凤　山东中医药大学中医学院

郝祥保　中国卫生信息与健康医疗大数据学会

俞　胜　中国医学科学院

程红霞　北京联合大学中医药学院

部分作者简介

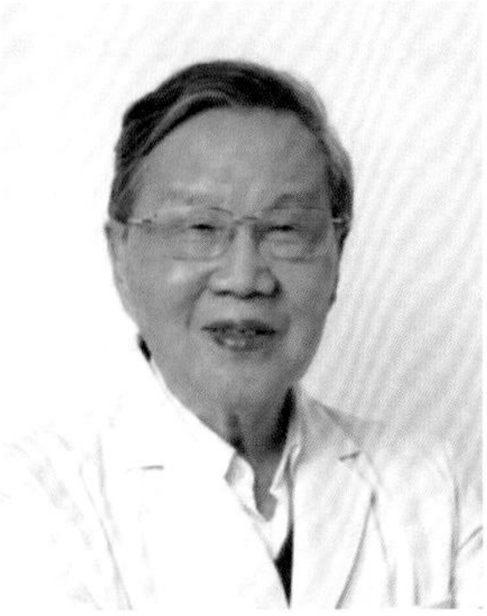

主　编　周超凡

当代著名中医药学家，中国中医科学院中医基础理论研究所治则治法教研室原主任，二级研究员，主任医师，中国中医科学院专家委员会委员、科学技术委员会委员，曾任国家领导人的保健医生，终身享受国务院政府特殊津贴。

主要从事中医药和中医治疗思想原则及方法的研究，主持召开第一至第七届全国中医治则治法研讨会，培养治则治法研究生、进修生二十余人。曾任七届、八届、九届、十届全国政协委员，五届、六届、七届、八届、九届国家药典委员会执行委员，十届特别顾问，国家中药保护品种审评委员，国家科委技术审查专家组专家，2012 年获中国药典发展卓越成就奖。主要著作有《历代中医治则精华》《中医治则学》《周超凡论中药》《周超凡临证用药经验集锦》《周超凡临证中药新用》《国家基本药物实用指南》等。

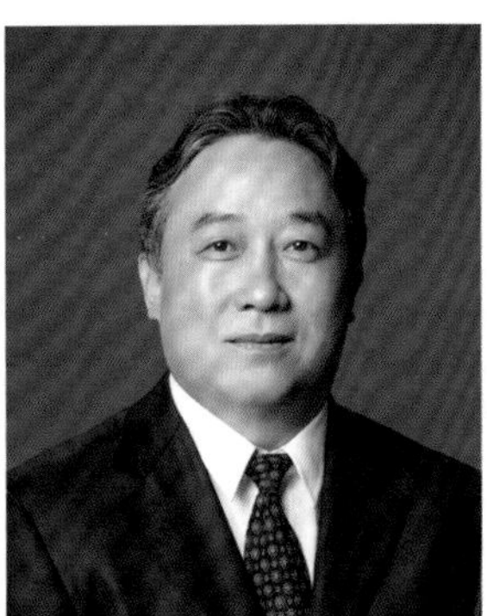

副主编　高　云

中国中医科学院眼科医院党委书记，博士研究生导师，曾任中国中医科学院眼科医院院长，北京中医药大学兼职教授，国家科学技术奖评审专家，中国中西医结合学会常务理事，中国卫生健康思想政治工作促进会中医药分会副会长，享受国务院政府特殊津贴。

部分作者简介

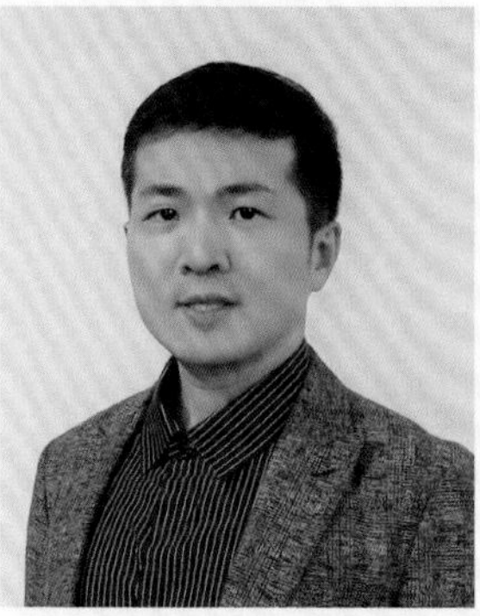

副主编　杨成夫

睐明医疗科技有限公司总裁，清华大学硕士研究生，清华大学 Xlab 医学项目导师，华为集团原产品总监，微软加速器终身校友，未来之星一期成员，创新工场新锐班一期成员，中关村“2018 年度最具成长力企业家”，曾主持人工智能项目获得百度、复星等 2.5 亿元投资。

作为周超凡学术思想与临床经验重点传承人之一，授任国家中医药管理局、中共中央宣传部、教育部、国家卫生健康委员会、国家广播电视总局发起的《中医药文化传播行动实施方案》周超凡中药文化思想科普专家。

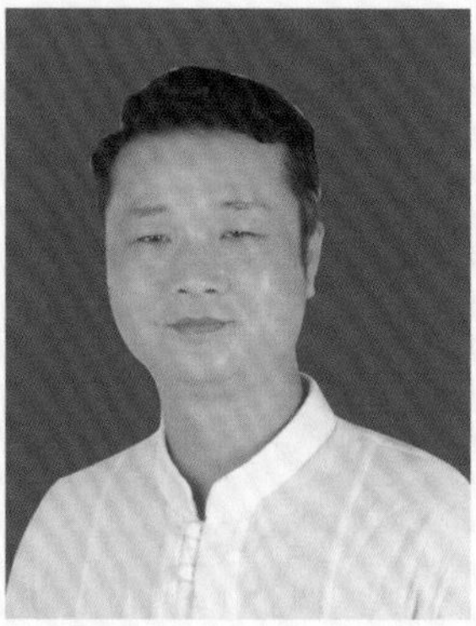

副主编　江　飞

睐明医疗科技有限公司技术总监，武汉市中医院原医师，专注研究中医防控青少年近视 20 年，中国针灸学会会员，国家高级实力矫正指导师。

作为周超凡学术思想与临床经验重点传承人之一，授任国家中医药管理局、中共中央宣传部、教育部、国家卫生健康委员会、国家广播电视总局发起的《中医药文化传播行动实施方案》周超凡中药文化思想科普专家。

自序

本书收载的方剂诗歌以基础方、代表方、经典名方为主。方剂中药味一般不超过十味，目的是希望达到药简力专、药简力宏，防止用大方。方剂诗歌内容包括方剂药物组成（以君、臣、佐、使次序排列，力图体现中药在方剂中的主辅配伍作用）、方剂的功用、主治病证。中医方药，历来有“药有单行之功，方有合群之妙”。临证用药既要充分发挥中药单行直达之功，又要巧用方剂增效减毒之妙，如此，方可使方中药物相辅相成，相得益彰，成为一个整体。方剂组成精炼了，主证主病突出了，更便于读者理解、掌握、背诵和记忆。本书收录方剂 180 余首，基本上可以满足临床上对中药方剂的需求。

精准用方是临床医生与患者的共同愿望与目标。为了保证精准用药，方剂诗歌内容相对精准，不偏离中医药临床实际，经得起中医临床检验，我们摘录了具有权威性、标准性、代表性的高等中医药院校《方剂学》相关内容作为标准，并与歌诀内容对照，希望起到校正方剂诗歌的作用。

目前新冠肺炎肆虐全球，世界各国多处于疫苗试推广阶段。在此之际，在整体思想、辨证论治原则的指引下，本书着重介绍了中医中药麻杏石甘汤、小柴胡汤、达原饮等方剂，加减化裁用于临床，以期这些名方在临床上发挥更好的疗效。

笔者自编中药方剂诗歌当时只为带教研究生、进修生及众弟子参阅，其目的是帮助学生理解、背诵、记忆。近几年中药方剂歌诀渐在学生中流传，也被一些中药书引用。现应部分学生建议与要求，对歌诀稍作整理出版。由于歌诀内容需要在中医临床中进一步检验，在文字技巧上也需不断修改提高，希望广大读者对书中不足之处提出宝贵的修改意见，以利再版时进一步提高。特别对国家原卫生部副部长佘靖女士题写本书书名，国家原林业部副部长刘广运先生为中药方剂“补中益气汤”题字，一并表示由衷感谢！

周超凡

2020 年 7 月 1 日

内容提要

本书收载的方剂诗歌以基础方、代表方、经典名方为主，共收录180余首。方剂中药味一般不超过十味，目的是希望达到药简力专、药简力宏，防止用大方。方剂诗歌内容包括方剂药物组成（以君、臣、佐、使次序排列，力图体现中药在方剂中的主辅配伍作用）、方剂的功用、主治病证。“药有单行之功，方有合群之妙”。临证用药既要充分发挥中药单行直达之功，又要巧用方剂增效减毒之妙，如此方可使方中药物相辅相成，相得益彰，成为一个整体。方剂组成精炼了，主证主病突出了，更便于读者理解、掌握、背诵和记忆。本书可供中医、中药相关专业的教学、科研人员选读，也可供医学院校师生、医疗机构从业者、中医药爱好者阅读参考。

目 录

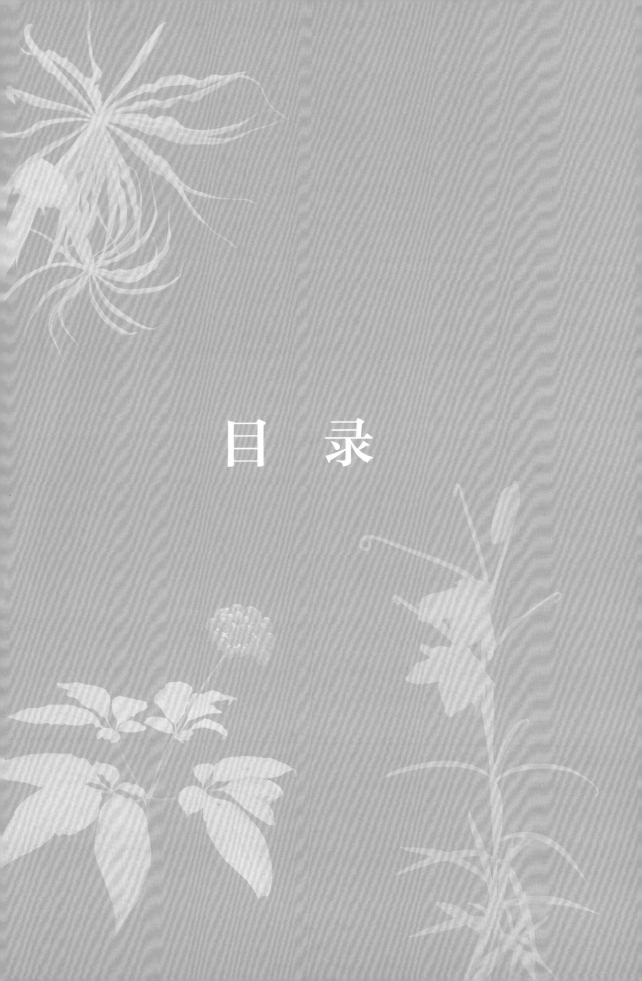

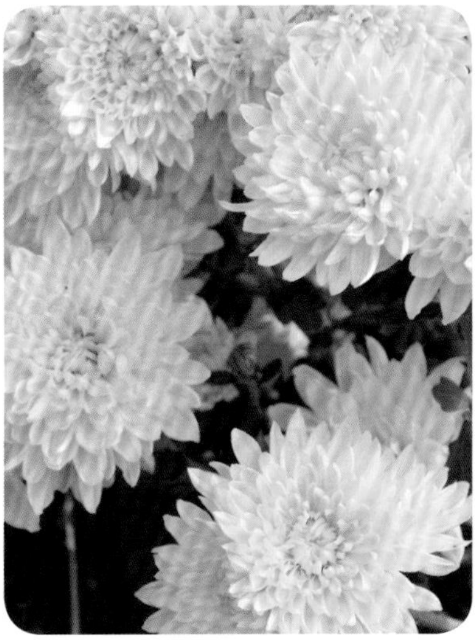

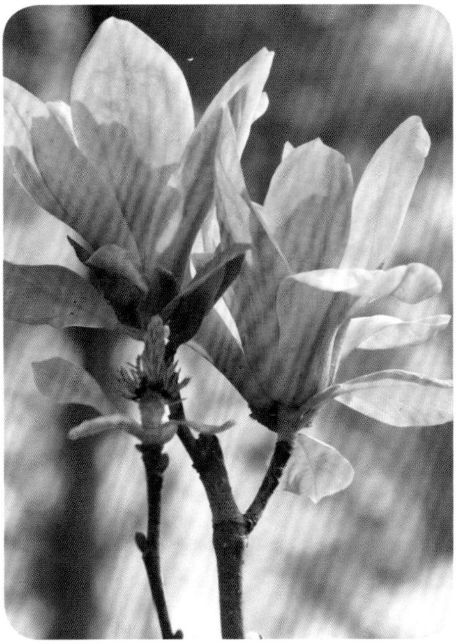

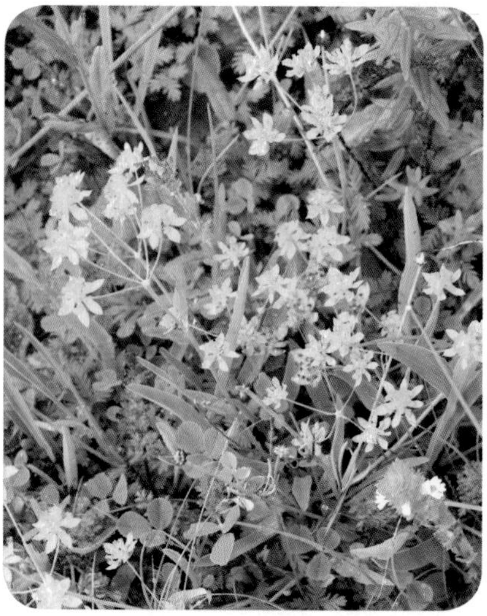

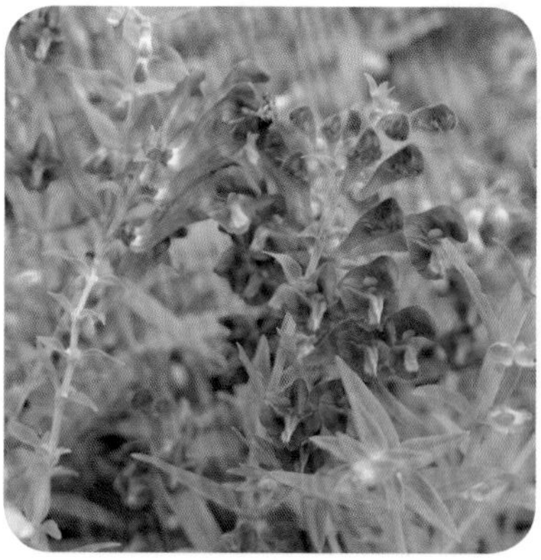

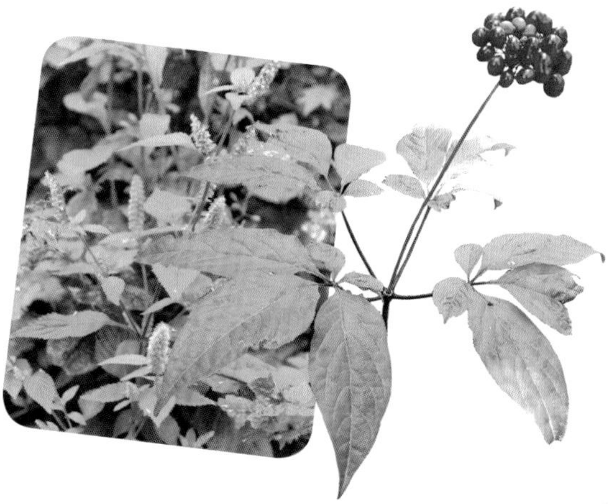

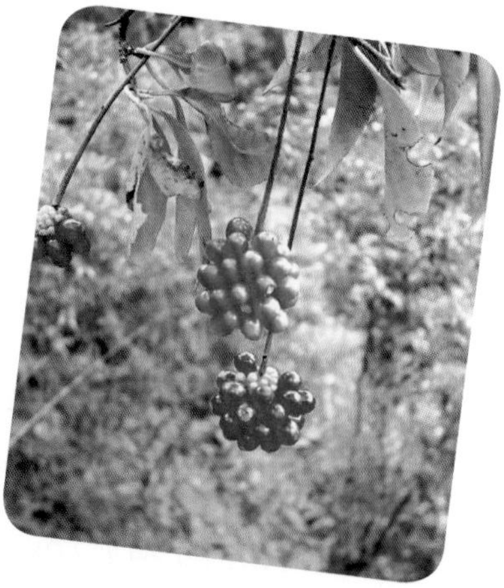

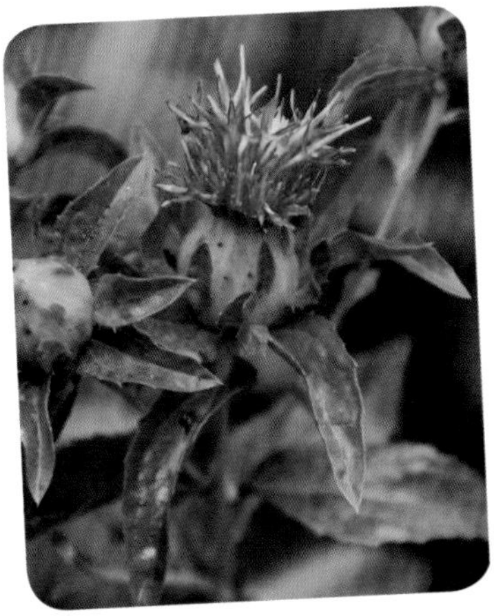

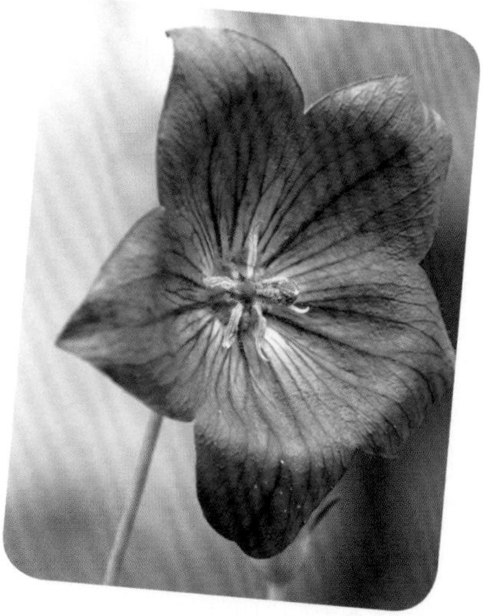

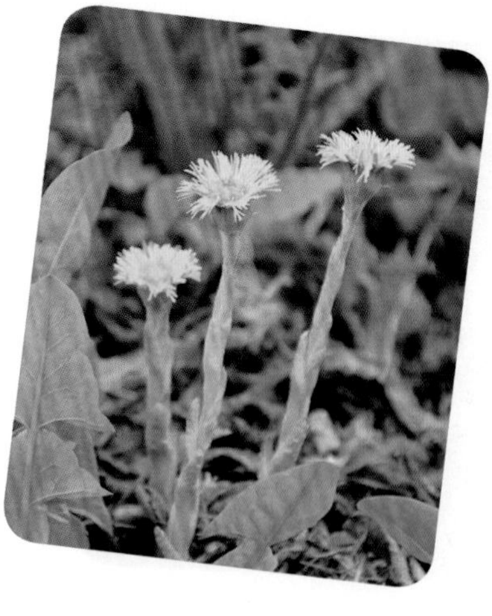

第一章

解表剂（14种）

第一节　辛温解表剂（8种）

má huáng tāng

麻黄汤

《伤寒论》

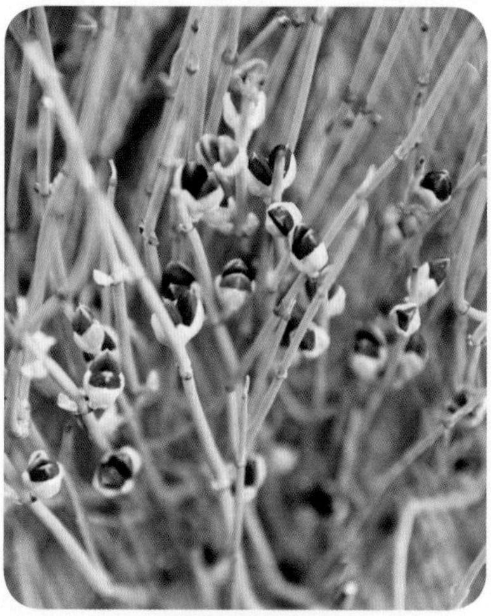

麻黄

方歌

麻黄发汗散风寒，
宣肺平喘肺气安。
桂枝解肌调营卫，
杏草止咳又平喘，
发汗解表肺气宣。
外感风寒表实证，
恶寒发热且无汗，
头身疼痛服之康。

【组成】麻黄9g，桂枝6g，杏仁9g，炙甘草6g。

【功用】发汗解表，宣肺平喘。

【主治】外感风寒表实证。恶寒发热，头疼身痛，无汗而喘，舌苔薄白，脉浮紧。

古方歌

麻黄汤中用桂枝，杏仁甘草四般施，
发热恶寒头项痛，伤寒服此汗淋漓。

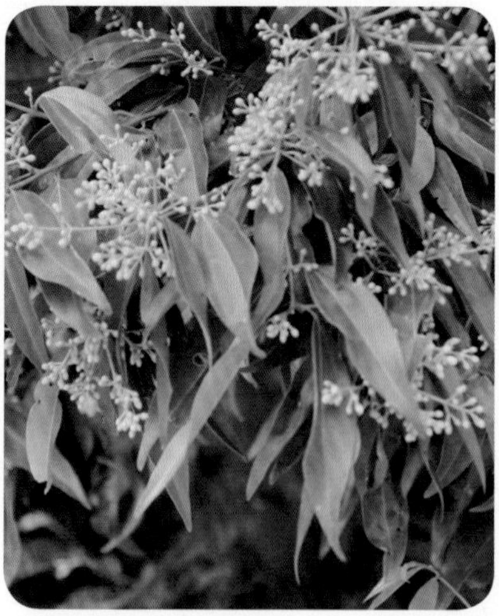

桂枝

dà qīng lóng tāng

大青龙汤

《伤寒论》

方歌

麻黄发汗散寒强，
桂枝解肌发汗良。
石膏清里透郁热，
杏仁宣降肺气畅。
姜枣和中调营卫，
发汗解表清里热。
外感风寒郁热证，
寒热头痛此方宜。

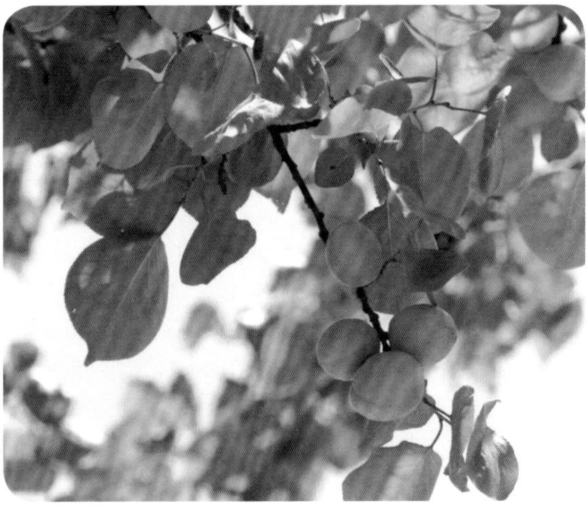

杏仁

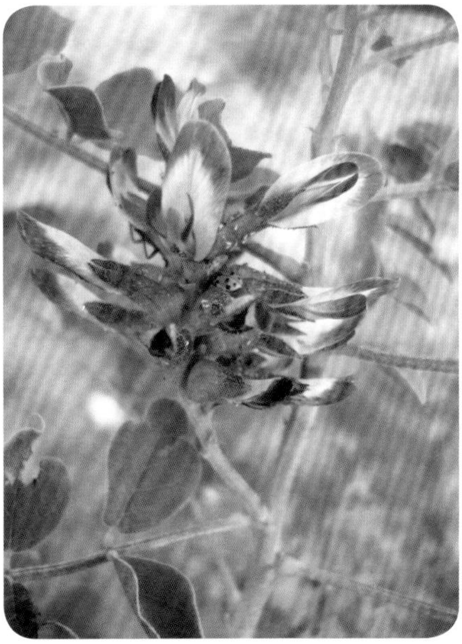

炙甘草

【组成】麻黄 12g，桂枝 6g，石膏 18g，杏仁 6g，炙甘草 6g，生姜 9g，大枣 6g。

【功用】发汗解表，兼清里热。

【主治】1. 外感风寒，内有郁热证。恶寒发热，头疼身痛，不汗出而烦躁，脉浮紧。

2. 溢饮。身体疼重，或四肢浮肿，恶寒身热，无汗，烦躁，脉浮紧。

古方歌

大青龙汤桂麻黄，杏草石膏姜枣藏，
太阳无汗兼烦躁，发表清里此方良。

桂枝汤

guì zhī tāng

《伤寒论》

桂枝

精彩诗图话方剂

JINGCAI SHITU HUA FANGJI

方歌

桂枝发表祛风寒，
配上白芍营卫调。
和胃止呕用生姜，
调理脾胃草枣含。
外感风寒表虚证，
恶风发热汗出痊。

【组成】桂枝 9g，白芍 9g，生姜 9g，大枣 6g，炙甘草 6g。

【功用】解肌发表，调和营卫。

【主治】外感风寒表虚证。恶风发热，汗出头痛，鼻鸣干呕，苔白不渴，脉浮缓或浮弱。

古方歌

桂枝汤治太阳风，桂芍甘草姜枣同，
解肌发表调营卫，汗出恶风此方功。

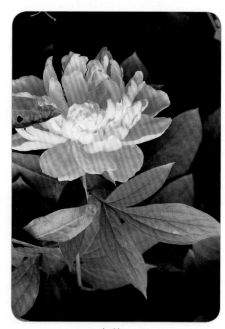

白芍

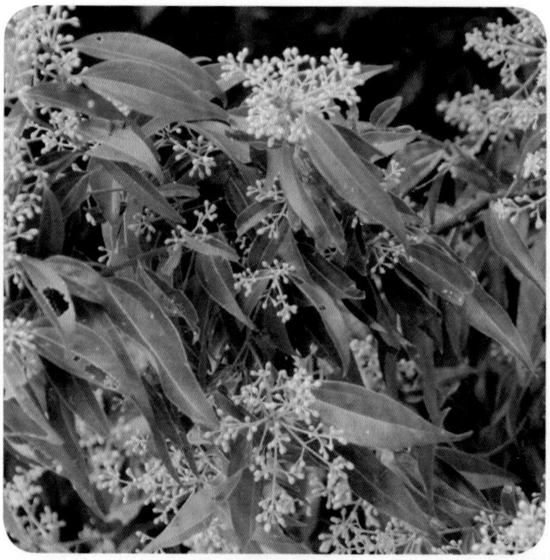

jiǔ wèi qiāng huó tāng

九味羌活汤

张元素方，录自《此事难知》

方歌

羌活性温味辛浓，
防风祛风又止痛。
苍细芎芷分经治，
风寒湿邪驱无踪。
生地黄芩泄里热，
调和诸药甘草从。
发汗祛湿清里热，
恶寒发热且头痛，
肢体酸痛此方宗。

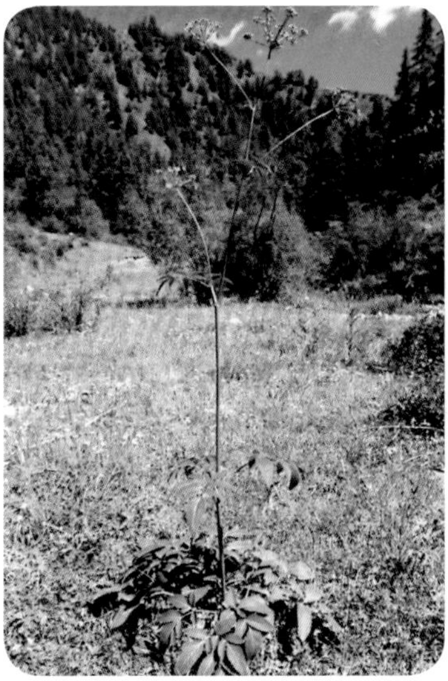

羌活

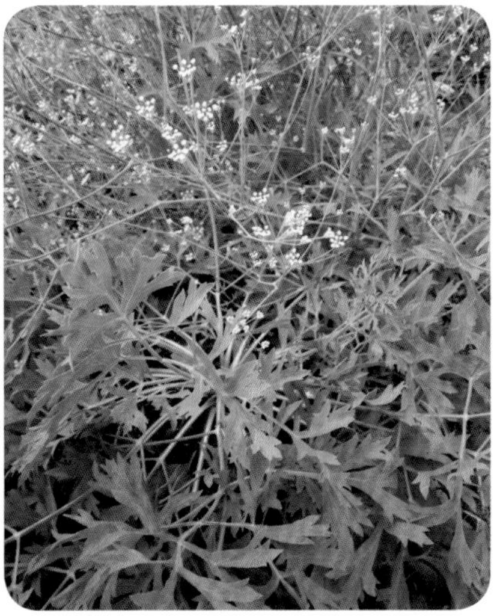

防风

【组成】羌活 9g，防风 9g，苍术 9g，细辛 3g，川芎 6g，香白芷 6g，生地黄 12g，黄芩 6g，甘草 6g。

【功用】发汗祛湿，兼清里热。

【主治】外感风寒湿邪，内有蕴热证。恶寒发热，无汗，头痛项强，肢体酸痛酸楚，口苦微渴，舌苔白或微黄，脉浮或浮紧。

古方歌

九味羌活用防风，细辛苍芷与川芎，
黄芩生地同甘草，三阳解表宜变通。

xiāng sū sǎn

香苏散

《太平惠民和剂局方》

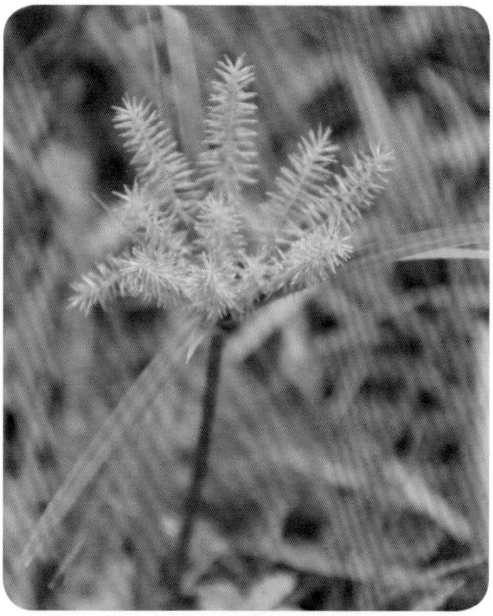

香附

方歌

苏叶解表又散寒，
理气宽中又微汗。
香附行气且解郁，
调畅气机不恶寒。
理气燥湿用陈皮，
气郁湿滞不复存。
甘草健脾又和中，
外感风寒气郁证，
恶寒身热头痛安。

【组成】紫苏叶 12g，香附子 12g，陈皮 6g，炙甘草 3g。

【功用】疏散风寒，理气和中。

【主治】外感风寒，气郁不舒证。恶寒身热，头痛无汗，胸脘痞闷，不思饮食，舌苔薄白，脉浮。

古方歌

香苏散内草陈皮，疏散风寒又理气，
外感风寒兼气滞，寒热无汗胸脘痞。

紫苏叶

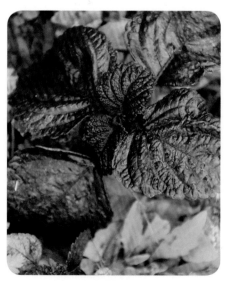

xiǎo qīng lóng tāng

小青龙汤

《伤寒论》

方歌

麻桂解表又散寒，
温肺化饮治咳喘。
干姜细辛来相助，
半夏燥湿痰饮消。
白芍养血又和营，
五味敛肺止咳喘。
甘草化痰又和中，
外寒内饮寒热喘。
头身疼痛且无汗，
痰涎清稀服之痊。

干姜

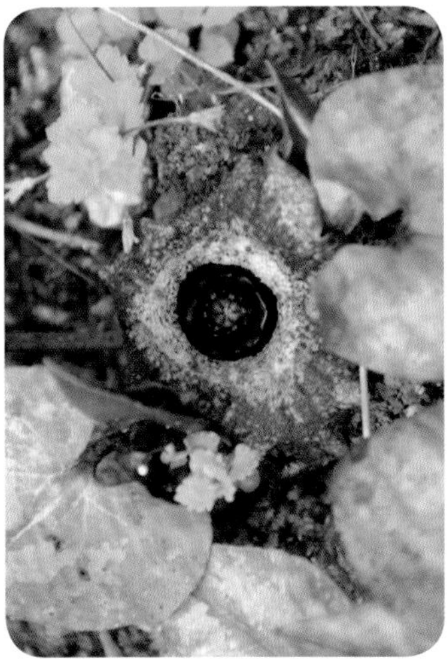

细辛

【组成】麻黄 9g，桂枝 9g，干姜 6g，细辛 3g，半夏 9g，芍药 9g，五味子 9g，炙甘草 6g。

【功用】解表散寒，温肺化饮。

【主治】外寒内饮证。恶寒发热，头身疼痛，无汗，喘咳，痰涎清稀而量多，胸痞或干呕，痰饮喘咳不得平卧，或身体疼重，头面四肢浮肿，舌苔白滑，脉浮。

古方歌

小青龙汤治水气，喘咳呕秽渴利慰，
姜桂麻黄芍药甘，细辛半夏兼五味。

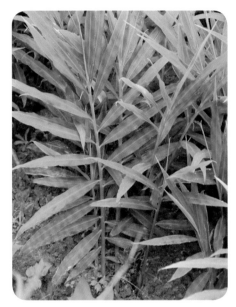

shè gàn má huáng tāng

射干麻黄汤

《金匮要略》

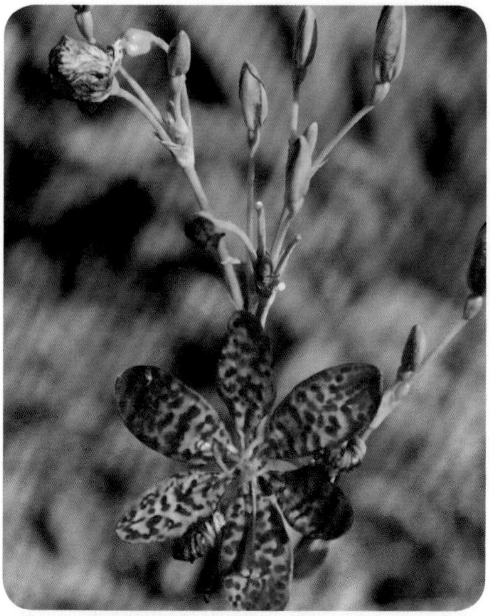

射干

方歌

麻黄解表肺气宣，
平喘化饮治咳喘。
射干清热又解毒，
消痰利咽痰涎消。
细辛半夏治痰饮，
紫菀款冬治咳喘。
五味敛肺也治喘，
甘草姜枣调中焦。
痰饮郁结气逆证，
喉中痰鸣服之瘳。

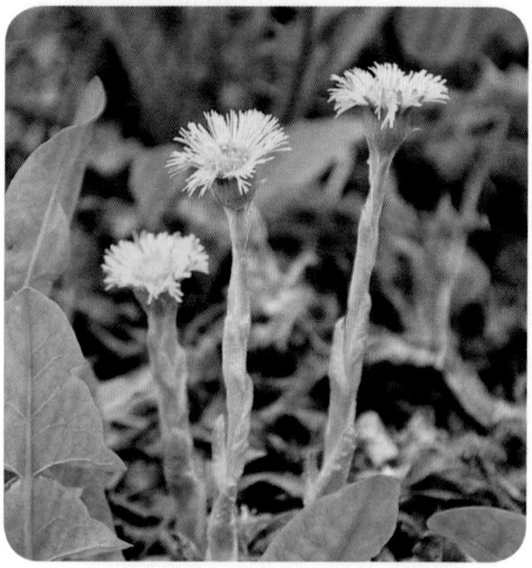

款冬花

【组成】麻黄 9g，射干 9g，细辛 3g，半夏 9g，紫菀 9g，款冬花 9g，五味子 9g，生姜 12g，大枣 2 枚。

【功用】宣肺祛痰，下气止咳。

【主治】痰饮郁结，气逆喘咳证。咳而上气，喉中痰鸣。风寒束表，脉浮。

zhǐ ké sǎn
止咳散

《医学心悟》

方歌

紫菀百部善止咳，
新久咳嗽均适合。
桔梗白前调宣降，
荆芥陈草治痰咳。
风邪犯肺咳嗽证，
咳嗽咽痒服之安。

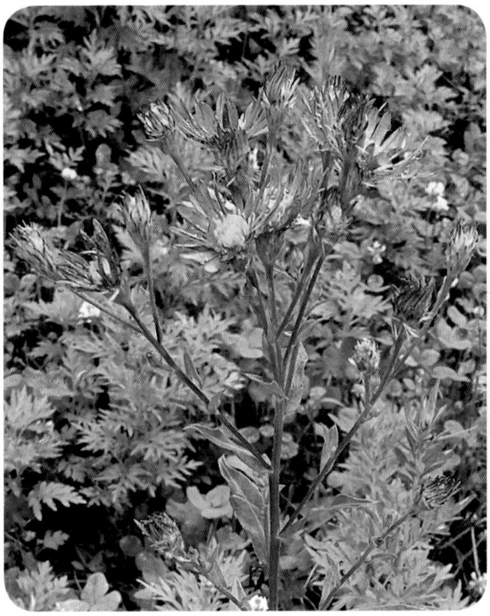

紫菀

百部

【组成】紫菀 12g，百部 12g，桔梗 12g，白前 12g，荆芥 12g，陈皮 6g，炒甘草 4g。

【功用】宣利肺气，疏风止咳。

【主治】风邪犯肺之咳嗽证。咳嗽咽痒，咯痰不爽，或微恶风发热，舌苔薄白，脉浮缓。

古方歌

止咳散用百部菀，白前桔草荆陈研，
宣肺疏风止咳痰，姜汤调服不必煎。

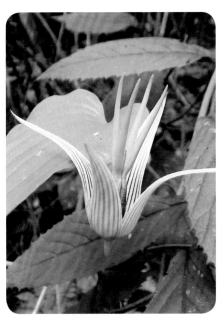

第二节　辛凉解表剂（3种）

yín qiáo sǎn
银翘散

《温病条辨》

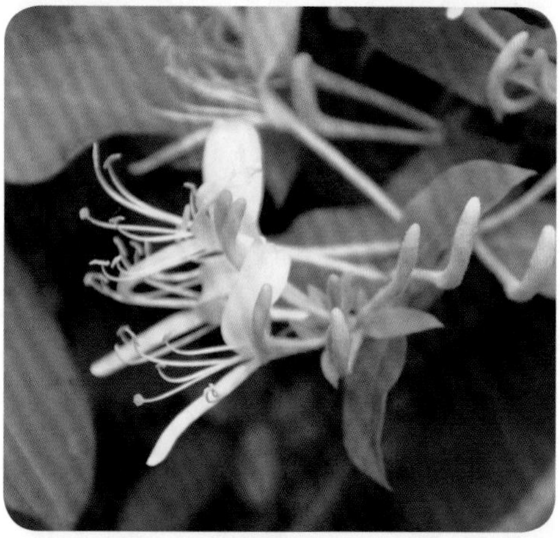

金银花

方歌

银翘善于散风热，
清热解毒戾气灭。
薄荷桔梗与牛蒡，
清利头目散风热。
荆芥豆豉散表邪，
竹草芦根生津液。
温病初起发热证，
头痛口渴服之宜。

【组成】金银花15g，连翘15g，薄荷10g，苦桔梗10g，牛蒡子10g，荆芥穗10g，豆豉10g，竹叶10g，生甘草6g，芦根10g。

【功用】辛凉透表，清热解毒。

【主治】温病初起。发热，微恶风寒，无汗或有汗不畅，口渴头痛，咳嗽咽痛，舌尖红，苔薄白或薄红，脉浮数。

古方歌

银翘散主上焦医，竹叶荆牛薄荷豉，
甘桔芦根凉解法，风温初起此方宜。

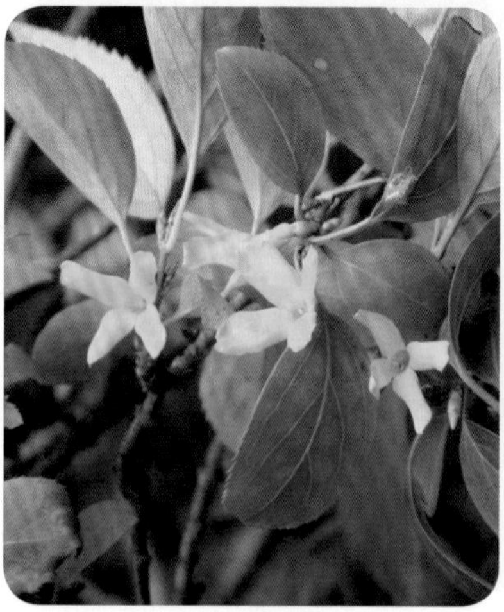

连翘

sāng jú yǐn

桑菊饮

《温病条辨》

方歌

桑叶菊花散风热，
薄荷利咽治微渴。
桂杏宣降治肺咳，
连芦甘草清肺热。
风温初起咳嗽证，
身热不甚较适宜。

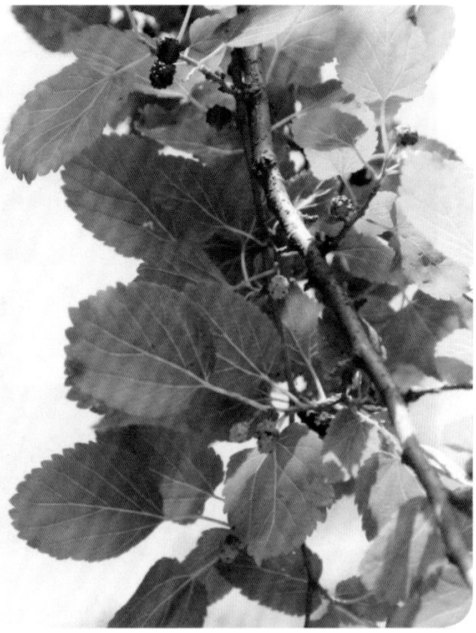

桑叶

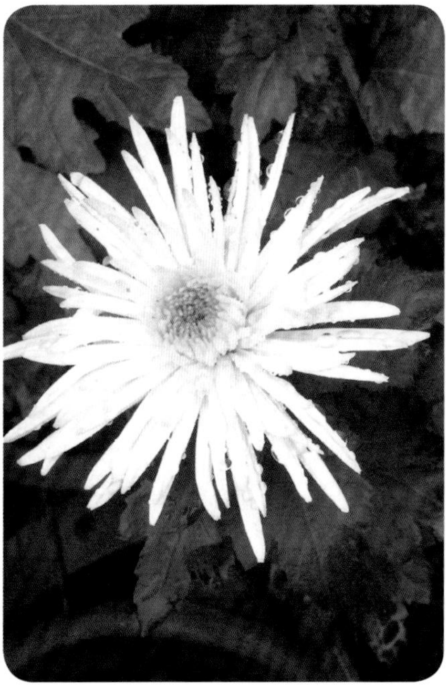

菊花

【组成】桑叶12g，菊花10g，薄荷10g，苦桔梗10g，杏仁9g，生甘草5g，连翘10g，苇根12g。

【功用】疏风清热，宣肺止咳。

【主治】风温初起，邪客肺络证。但咳，身热不甚，口微渴，脉浮数。

古方歌

桑菊饮中桔梗翘，杏仁甘草薄荷饶，
芦根为引轻清剂，热盛阳明入母膏。

má huáng xìng rén gān cǎo shí gāo tāng

麻黄杏仁甘草石膏汤

《伤寒论》

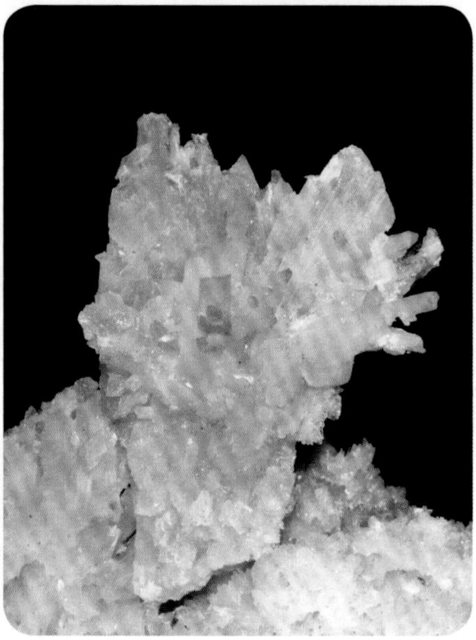

石膏

方歌

麻黄宣肺又平喘，
清热泻肺石膏添。
杏仁止咳且平喘，
甘草化痰止咳喘。
外感风邪热壅肺，
发热咳喘服之痊。

【组成】麻黄 9g，石膏 18g，杏仁 9g，炙甘草 6g。

【功用】辛凉疏表，清肺平喘。

【主治】外感风邪，邪热壅肺证。身热不解，有汗或无汗，咳逆气急，甚则鼻煽，口渴，苔薄白或黄，脉浮数。

杏仁

古方歌

仲景麻杏甘石汤，辛凉宣肺清热良，
邪热壅肺咳喘急，有汗无汗均可尝。

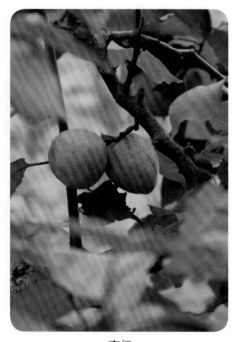

第三节 扶正解表剂（3种）

bài dú sǎn

败毒散

《太平惠民和剂局方》

方歌

祛风散寒羌独活，
发散宣痹柴芎饶。
桔梗枳壳调升降，
前胡茯苓杜生痰。
生姜薄荷表邪散，
参草扶正邪气却。
气虚外感风寒湿，
憎寒壮热易见效。

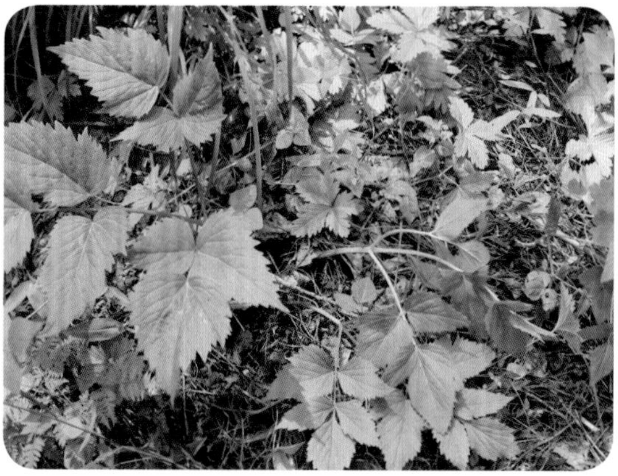

独活

【组成】羌活 10g，独活 10g，柴胡 10g，川芎 10g，炒桔梗 10g，枳壳 10g，前胡 10g，茯苓 10g，生姜 5g，薄荷 5g，人参 10g，甘草 6g。

【功用】散寒祛湿，益气解表。

【主治】气虚外感风寒湿证。憎寒壮热，头项强痛，肢体酸痛，无汗，鼻塞声重，咳嗽有痰，胸膈痞满，舌苔白腻，脉浮而重按无力。

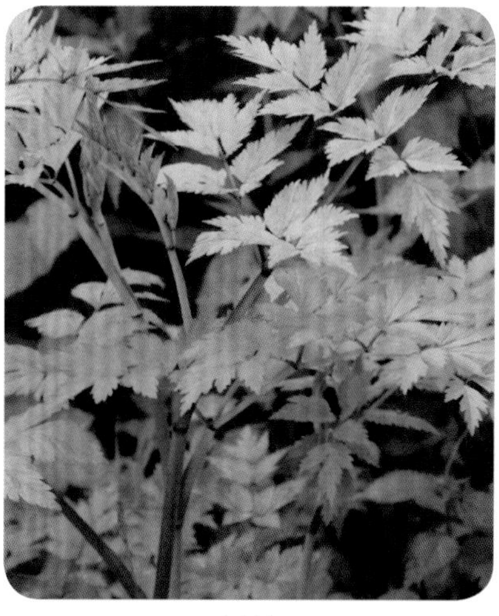

川芎

古方歌

人参败毒茯苓草，枳桔柴前羌独芎，
薄荷少许姜三片，时行感冒有奇功。

mɑ́ huɑ́ng xì xīn fù zǐ tāng

麻黄细辛附子汤

《伤寒论》

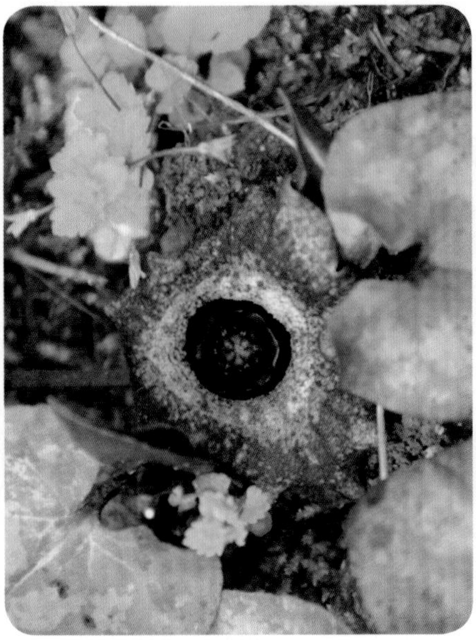

细辛

方歌

麻黄解表寒邪散，
细辛解表温里好。
附子助阳正气旺，
助阳解表有高招。
阳虚外感风寒证，
恶寒甚重发热轻，
神疲欲寐服之康。

【组成】麻黄 6g，细辛 3g，附子 9g。

【功用】助阳解表。

【主治】素体阳虚，外感风寒表证。发热，恶寒甚剧，其寒不解，神疲欲寐，脉沉微。

古方歌

麻黄细辛附子汤，发表温经两法彰，
若非表里相兼治，少阴反热曷能康。

附子

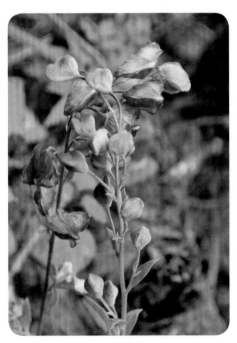

cōng　bái　qī　wèi　yǐn

葱白七味饮

《外台秘要》

方歌

葱葛解表散风寒，
地麦养血阴液存。
豆豉生姜散表邪，
头痛身热微恶寒。
血虚外感风寒证，
阴血亏虚服之安。

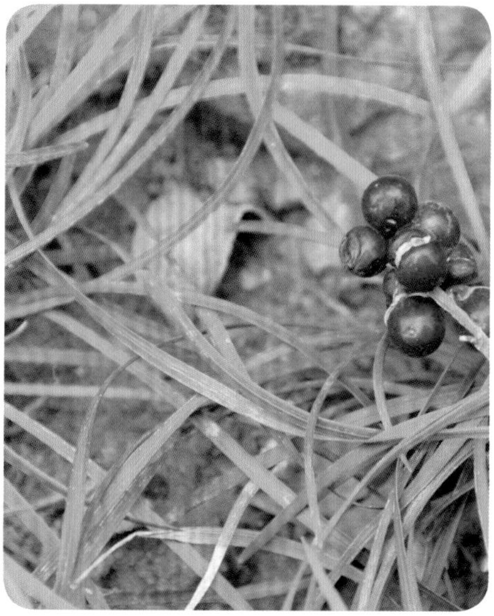

麦冬

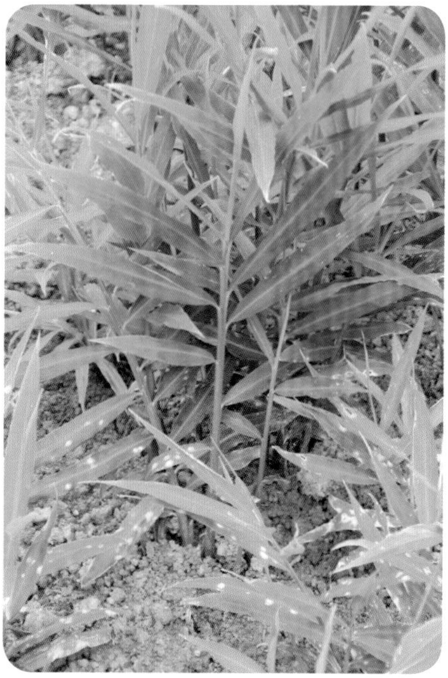

生姜

【组成】葱白 9g，干葛 9g，干地黄 9g，生麦门冬 9g，新豉 6g，生姜 6g。

【功用】养血解表。

【主治】血虚外感风寒证。病后阴血亏虚，调摄不慎，感受外邪，或失血之后感冒风寒致头痛身热，微寒无汗。

古方歌

葱白七味外台方，豆豉葛根与生姜，
麦冬生地千扬水，血虚外感最相当。

第二章

泻下剂
（6种）

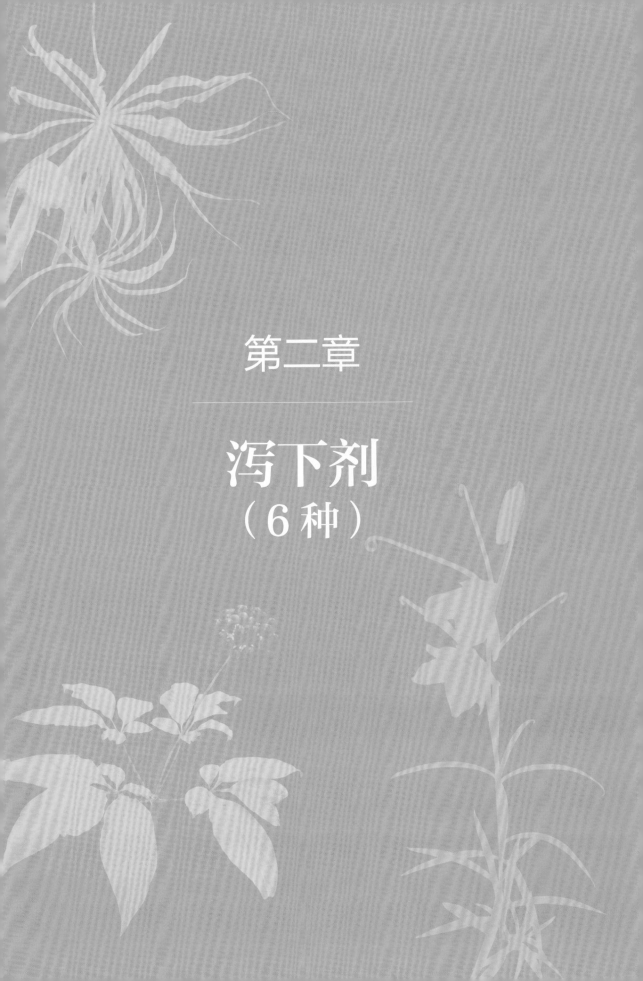

第一节　寒下剂（1种）

dà chéng qì tāng

大承气汤

《伤寒论》

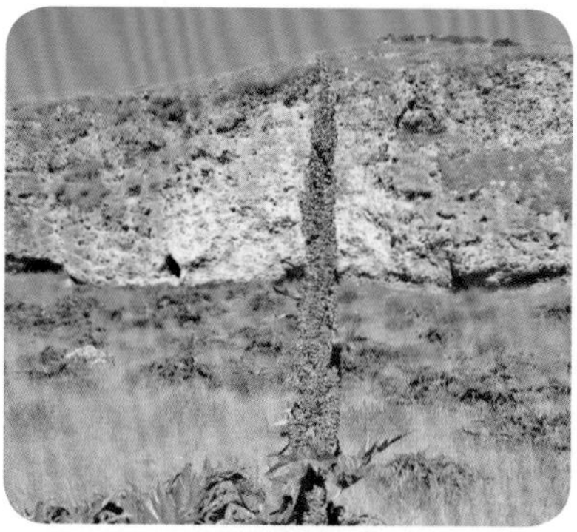

大黄

【组成】大黄 12g，炙厚朴 24g，炙枳实 12g，芒硝 9g。

【功用】峻下热结。

【主治】1. 阳明腑实证。大便不通，频转矢气，脘腹痞满，腹痛拒按，按之硬，甚或潮热谵语，手足濈然汗出，舌苔黄燥起刺，或焦黑燥裂，脉沉实。

2. 热结旁流证。下利清水，色纯青，其气臭秽，脐腹疼痛，按之坚硬有块，口干舌燥，脉滑实。

3. 里实热证。见热厥、痉病、发狂者。

古方歌

大承气汤用芒硝，枳实厚朴大黄饶，
救阴泻热功偏擅，急下阳明有数条。

方歌

大黄苦寒能泄热，
峻下热结通大便。
厚朴行气消胀满，
枳实散结消痞强。
芒硝软坚又通便，
峻下热结存阴良。
阳明腑实诸征象，
痞满燥实服之宜。

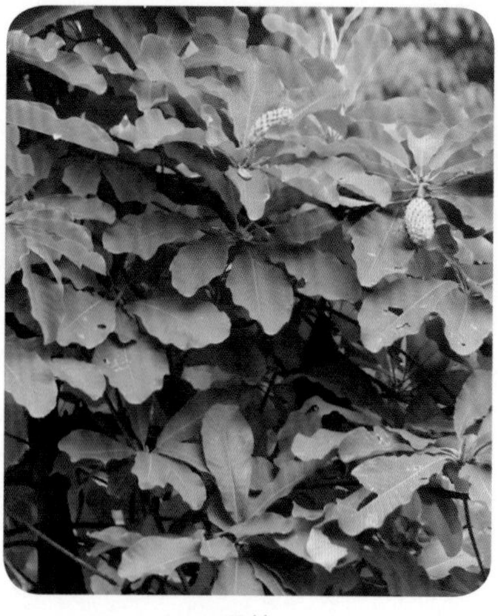

厚朴

第二节 温下剂（1种）

dà huáng fù zǐ tāng
大黄附子汤

《金匮要略》

方歌

大黄荡涤积滞通，
附子温里又止痛。
细辛辛温散寒结，
温里散寒便秘通。
寒积里实腹痛证，
胁下偏痛渐无踪。

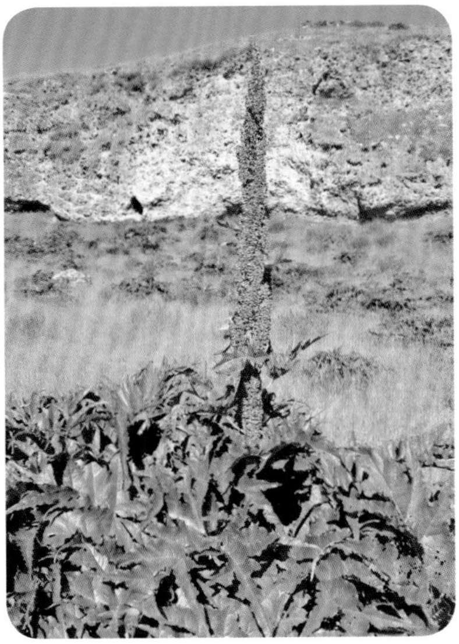

大黄

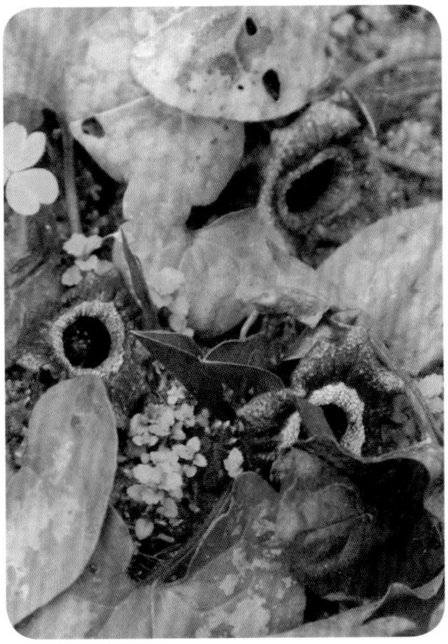

细辛

【组成】大黄9g，附子（炮）12g，细辛3g。

【功用】温里散寒，通便止痛。

【主治】寒积里实证。腹痛便秘，胁下偏痛，发热，畏寒肢冷，舌苔白腻，脉弦紧。

古方歌

大黄附子金匮方，散寒通便止痛良，
细辛三味同煎服，功专温下妙非常。

第三节　润下剂（3种）

má zǐ rén wán
麻子仁丸

《伤寒论》

火麻仁

方歌

麻仁润肠又通便，
大黄泄热治便结。
杏仁肃肺又润肠，
白芍和血缓急良。
朴枳行气又破结，
蜂蜜补中且润肠。
脘腹胀痛便干结，
舌红苔黄服之宜。

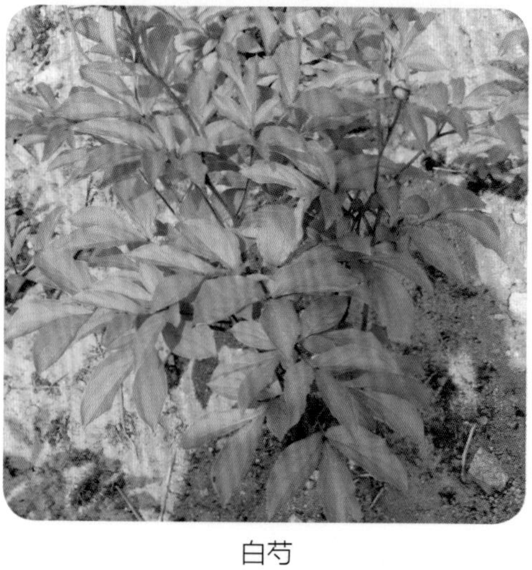

白芍

【组成】火麻仁 20g，大黄 12g，杏仁 10g，白芍 9g，炙厚朴 9g，枳实 9g。蜂蜜和丸。

【功用】润肠泄热，行气通便。

【主治】脾约证。大便干结，小便频数，脘腹胀痛，舌红苔黄，脉数。

古方歌

麻子仁丸小承气，杏芍麻仁治便秘，
胃热津亏解便难，润肠通便脾约济。

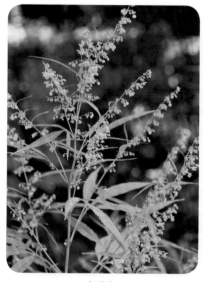

wǔ rén wán

五仁丸

《世医得效方》

方歌

质润多脂苦杏仁，
润肠降气通便真。
润肠滑肠用桃仁，
润肺治燥柏子仁。
质润性降郁李仁，
滋润五脏松子仁。
理气行滞陈皮迎，
津枯便秘此方珍。

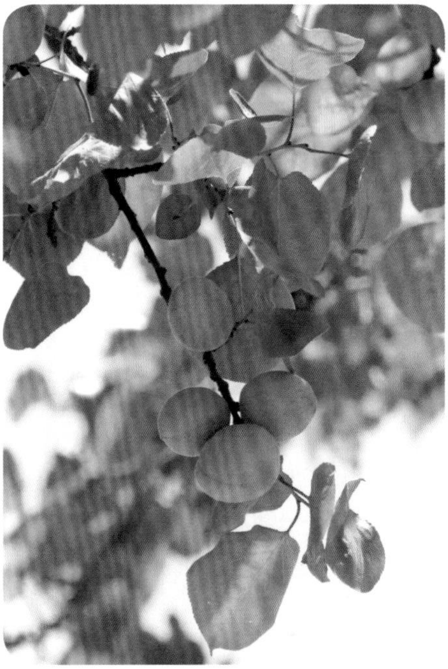

杏仁

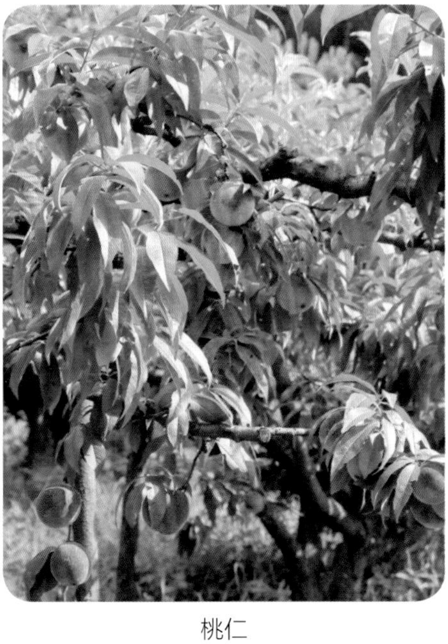

桃仁

【组成】杏仁 15g，桃仁 15g，柏子仁 5g，郁李仁 5g，松子仁 9g，陈皮 15g。

【功用】润肠通便。

【主治】津枯便秘。大便干燥，艰涩难出。年老或产后血虚便秘。

古方歌

五仁柏子杏仁桃，松子陈皮郁李饶，
蜜炼为丸米饮下，润肠通便效力高。

jì chuān jiān

济川煎

《景岳全书》

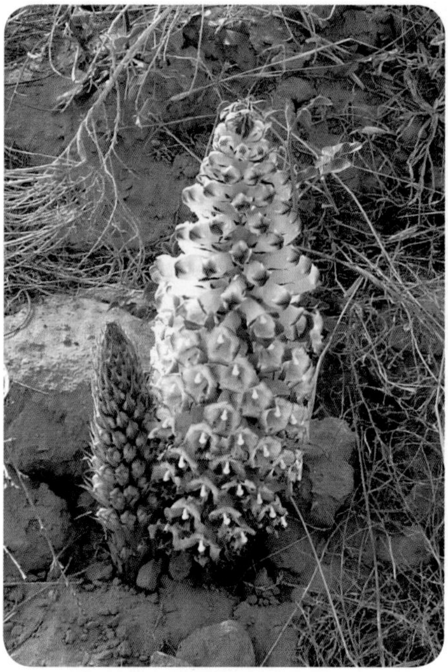

肉苁蓉

方歌

苁蓉善于补肾精，
暖腰润肠效亦灵。
归膝补血又壮腰，
宽肠排便枳壳寻。
升麻升清又降浊，
泽泻化浊浊邪清。
肾虚便秘腰膝酸，
寓通于补实可珍。

【组成】肉苁蓉 9g，当归 15g，牛膝 6g，枳壳 3g，升麻 3g，泽泻 5g。

【功用】温肾益精，润肠通便。

【主治】肾虚便秘。大便秘结，小便清长，腰膝酸冷，舌淡苔白，脉沉迟。

古方歌

济川归膝肉苁蓉，泽泻升麻枳壳从，
肾虚津亏肠中燥，寓通于补法堪宗。

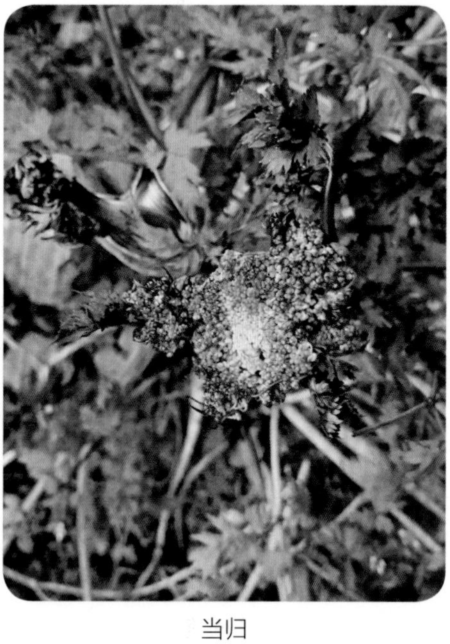

当归

第四节　攻补兼施剂（1种）

zēng yè chéng qì tāng
增液承气汤

《温病条辨》

方歌

滋阴降火用玄参，
滋阴增液麦地迎。
大黄芒硝来相助，
泄热通便效倍增。
阳明热结阴亏证，
大便秘结腹胀甚。
口干舌红且唇燥，
增水行舟此方珍。

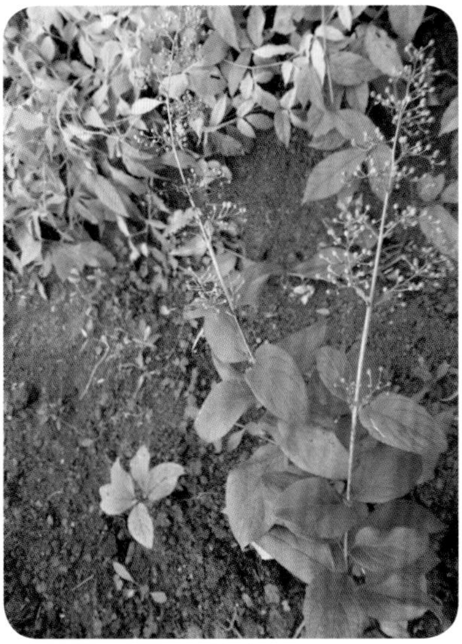

玄参

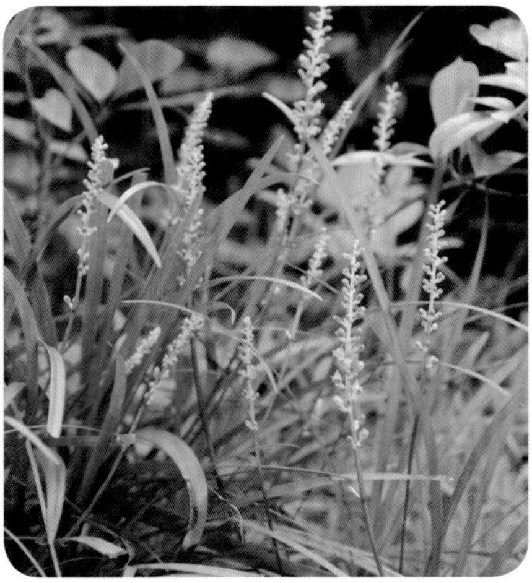

麦冬

【组成】玄参 30g，麦冬 24g，细生地 24g，大黄 9g，芒硝 5g。

【功用】滋阴增液，泄热通便。

【主治】阳明热结阴亏证。大便秘结，下之不通，脘腹胀满，口感唇燥，舌红苔黄，脉细数。

古方歌

增液承气用黄硝，玄参麦地五药挑，
热结阴亏大便秘，增水行舟此方宜。

第三章

和解剂
（7 种）

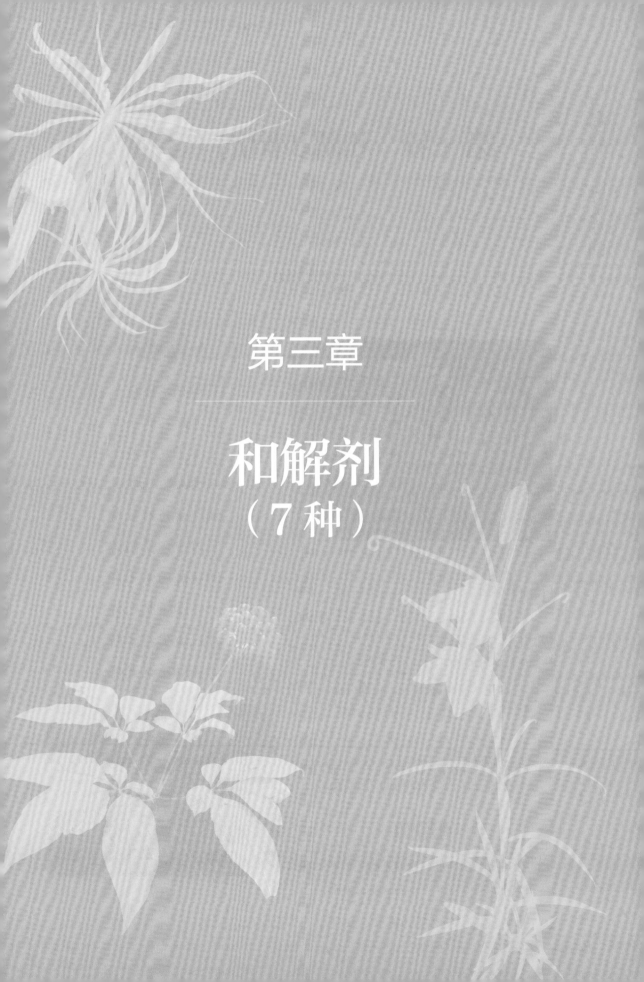

第一节　和解少阳剂（3种）

xiǎo chái hú tāng

小柴胡汤

《伤寒论》

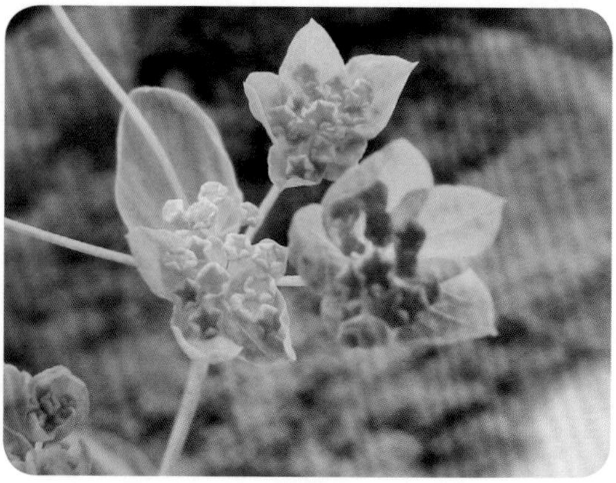

柴胡

【组成】柴胡 24g，黄芩 9g，生姜 9g，半夏 9g，人参 9g，大枣 5 枚，炙甘草 9g。

【功用】和解少阳。

【主治】1. 伤寒少阳证。往来寒热，胸胁苦满，默默不欲饮食，心烦喜呕，口苦咽干，目眩，舌苔薄白，脉弦。

2. 妇人中风，热入血室。经水适断，寒热发作有时。

3. 疟疾、黄疸等病而见少阳证者。

古方歌

小柴胡汤和解供，半夏人参甘草从，
更用黄芩加姜枣，少阳百病此为宗。

方歌

寒热往来选柴胡，
清泄少阳黄芩和。
生姜半夏和胃气，
人参大枣正气扶。
调和诸药有甘草，
和解少阳寒热无。
胸胁苦满不思食，
口苦咽干服之舒。
热入血室经水断，
寒热如疟效尤殊。

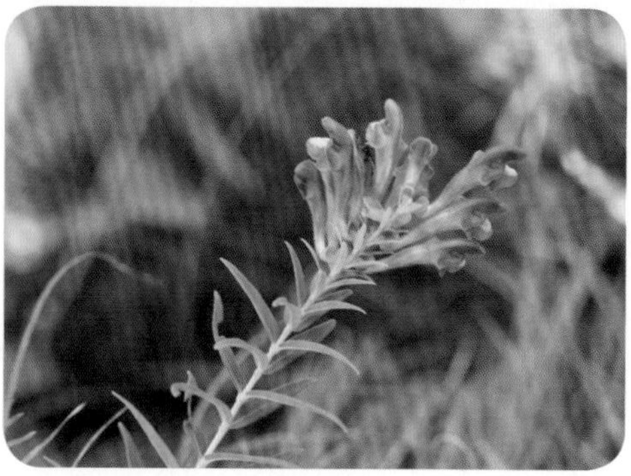

黄芩

hāo qín qīng dǎn tāng
蒿芩清胆汤

《重订通俗伤寒论》

方歌

青蒿清透少阳热，
黄芩泻火清胆热。
竹茹善清胆胃热，
枳壳下气痞满歇。
半夏燥湿且降逆，
陈皮行气胸胁畅。
赤苓滑石清湿热，
青黛甘草祛痰热。
少阳湿热痰浊证，
寒热如疟病在胆，
口苦膈闷此方宜。

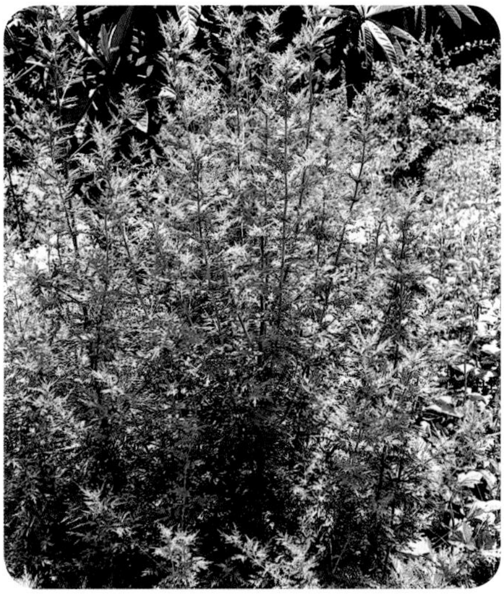

青蒿

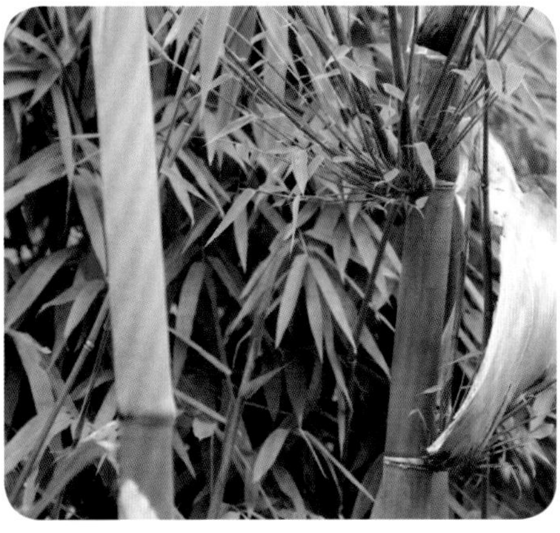

淡竹茹

【组成】青蒿脑6g，青子芩9g，淡竹茹9g，生枳壳5g，仙半夏5g，陈广皮5g，赤茯苓9g，碧玉散（滑石3g，青黛3g，甘草3g）。

【功用】清胆利湿，和胃化痰。

【主治】少阳湿热痰浊证。寒热如疟，寒轻热重，口苦膈闷，吐酸苦水，或呕黄涎而黏，甚则干呕呃逆，胸胁胀痛，小便黄少，舌红苔白腻间现杂色，脉数而右滑左弦。

古方歌

俞氏蒿芩清胆汤，陈皮半夏竹茹襄，
赤苓枳壳兼碧玉，湿热清宣此法良。

dá yuán yǐn
达原饮

《温疫论》

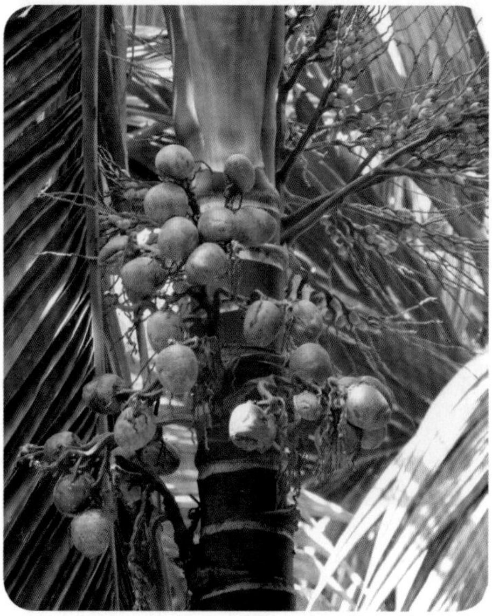

槟榔

【组成】槟榔 6g，厚朴 3g，草果仁 2g，芍药 3g，知母 3g，黄芩 3g，甘草 2g。

【功用】开达膜原，辟秽化浊。

【主治】瘟疫或疟疾，邪伏膜原证。

憎寒壮热，或每日三次，或每日一次，发无定时，胸闷呕恶，头痛，烦躁，舌红，舌苔垢腻或如积粉，脉弦数。

方歌

槟榔行气除伏邪，
厚朴草果辟秽气。
白芍知母滋阴津，
黄芩清热祛邪气。
甘草解毒又调中，
开达膜原化浊气。
瘟疫邪伏膜原证，
憎寒壮热效可期。
新冠肺炎可以试，
加减化裁效神奇。

古方歌

达原饮用槟朴芩，芍甘知母草果并，
邪伏膜原寒热作，开膜辟秽化浊行。

第二节 调和肝脾剂（3种）

sì nì sǎn 四逆散

《伤寒论》

方歌

柴胡升阳解肝郁，
白芍养血肝气舒。
枳壳理气肝郁疏，
甘草和中诸药和。
透邪解郁且疏柔，
阳郁厥逆手足凉，
胁肋腹痛服之舒。

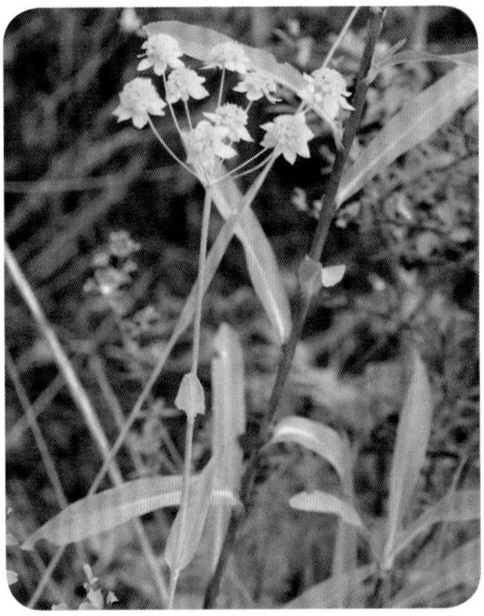

柴胡

枳实

【组成】柴胡 10g，芍药 10g，枳实 10g，炙甘草 10g。

【功用】透邪解郁，疏肝理脾。

【主治】1. 阳郁厥逆证。手足不温，腹痛或泄利下重，脉弦。
2. 肝脾不和证。胁肋胀痛，脘腹疼痛，脉弦。

古方歌

四逆散里用柴胡，芍药枳实甘草须，
此是阳郁成厥逆，疏肝理脾奏效奇。

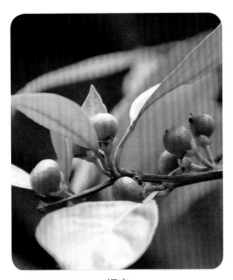

逍遥散

xiāo yáo sǎn

《太平惠民和剂局方》

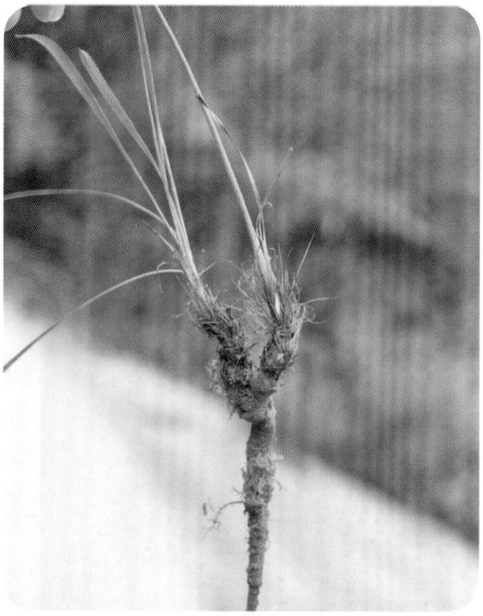

柴胡

方歌

柴胡疏肝气机舒，
归芍养血肝柔和。
益气健脾术苓草，
薄荷生姜肝郁疏。
肝郁血虚脾弱证，
两胁胀痛头眩晕。
乳房胀痛脉弦虚，
逍遥自在抑郁除。

【组成】柴胡 10g，当归 10g，芍药 10g，白术 10g，茯苓 10g，炙甘草 6g，薄荷 6g，生姜 3 片。

【功用】疏肝解郁，养血健脾。

【主治】肝郁血虚脾弱证。两胁作痛，头痛目眩，口燥咽干，神疲食少，或往来寒热，月经不调，乳房胀痛，脉弦而虚。

古方歌

逍遥散用归芍柴，苓术甘草姜薄偕，
疏肝养血兼理脾，丹栀加入热能排。

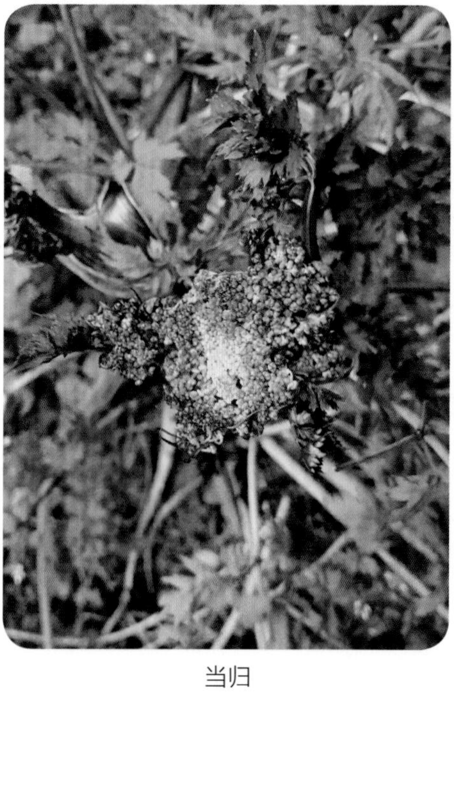

当归

tòng xiè yào fāng

痛泻要方

《丹溪心法》

方歌

白术健脾又燥湿，
白芍柔肝能缓急。
陈皮理气又醒脾，
防风升散调肝气。
脾虚肝郁腹痛泻，
肠鸣泄泻功效奇。

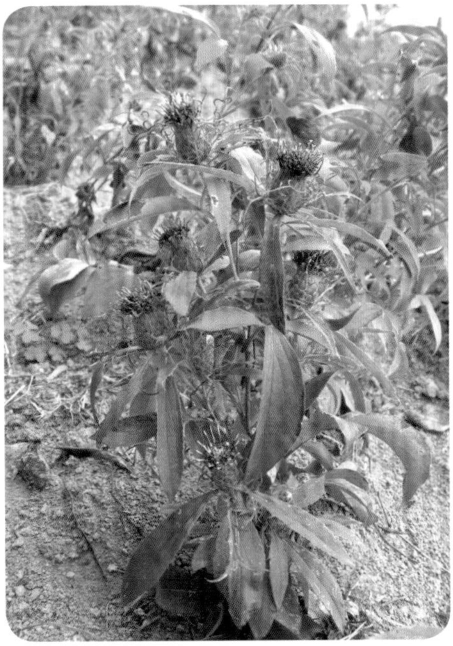

白术

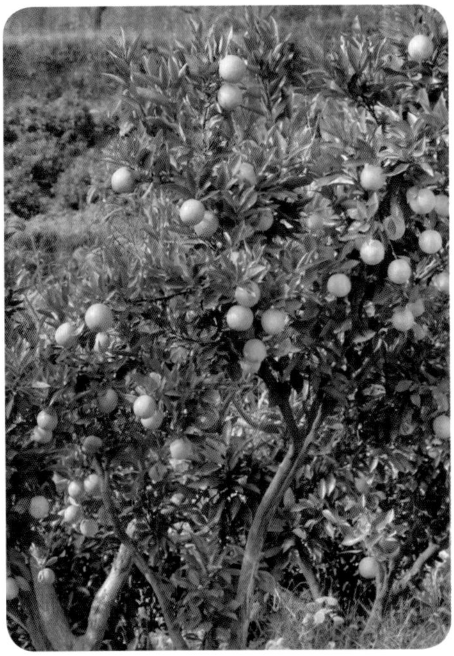

陈皮

【组成】炒白术 10g，炒白芍 6g，炒陈皮 5g，防风 3g。

【功用】补脾柔肝，祛湿止泻。

【主治】脾虚肝郁之痛泻。肠鸣腹痛，大便泄泻，泻必腹痛，泻后痛缓，舌苔薄白，脉两关不调，左弦而右缓者。

古方歌

痛泻要方用陈皮，术芍防风共成剂，
肠鸣泄泻又腹痛，治在抑肝与扶脾。

第三节　调和寒热剂（1种）

bàn xià xiè xīn tāng
半夏泻心汤

《伤寒论》

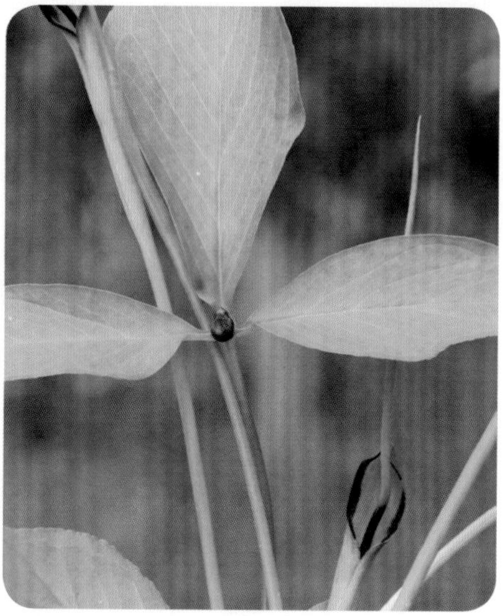

半夏

方歌

半夏散结善消痞，
干姜温中散寒气。
连芩泄热且消痞，
寒热调平痞开辟。
参枣益气且补脾，
甘草补中又调剂。
寒热互结心下痞，
但满不痛好开辟。

【组成】半夏 10g，干姜 9g，黄连 3g，黄芩 9g，人参 9g，大枣 4 枚，炙甘草 9g。

【功用】寒热平调，散结除痞。

【主治】寒热互结之痞证。心下痞，但满而不痛，或呕吐，肠鸣下利，舌苔腻而微黄。

古方歌

半夏泻心黄连芩，干姜甘草与人参，
大枣和之治虚痞，法在降阳而和阴。

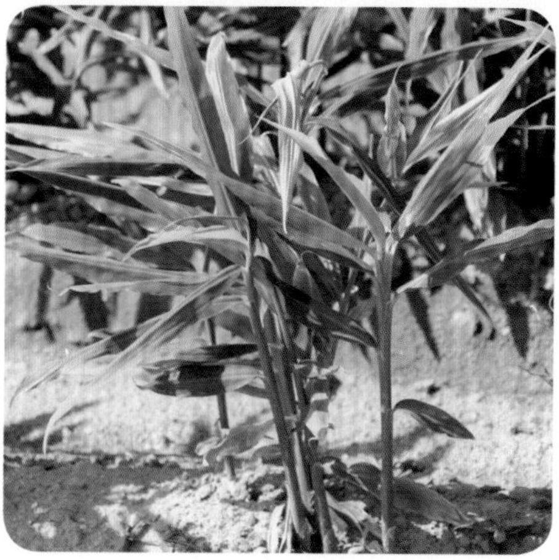

干姜

第四章

清热剂

（16 种）

第一节　清气分热剂（2种）

bái hǔ tāng
白虎汤

《伤寒论》

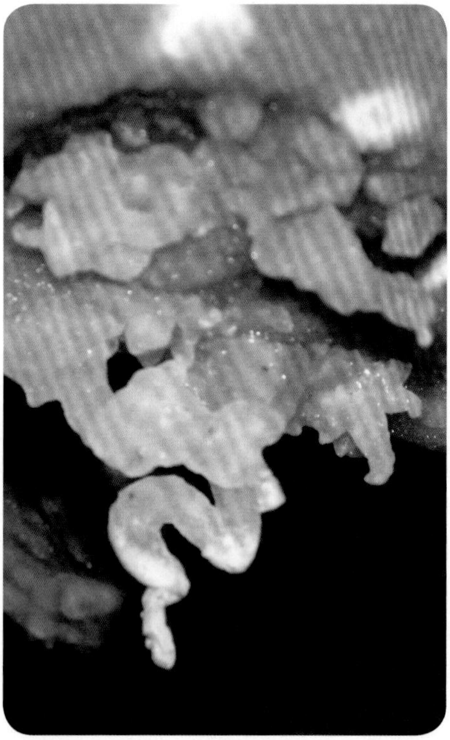

石膏

方歌

石膏大寒味甘辛，
气分热盛一扫清。
知母苦寒质滋润，
清热除烦效尤灵。
调和诸药配甘草，
粳米和胃又生津。
气分热盛面色红，
烦渴引饮效若神。
气津两虚加人参，
益气生津效尤珍。

【组成】石膏 50g，知母 18g，炙甘草 6g，粳米 9g。

【功用】清热生津。

【主治】气分热盛证。壮热面赤，烦渴引饮，汗出恶热，脉洪大有力。

古方歌

白虎汤用石膏偎，知母甘草粳米陪，
亦有加入人参者，躁烦热渴舌生苔。

zhú yè shí gāo tāng

竹叶石膏汤

《伤寒论》

方歌

石膏清热且生津，
除烦止渴效力增。
人参益气又生津，
麦冬养阴亦宁心。
半夏降逆又止呕，
竹叶清热且清心。
甘草粳米调气阴，
余热未清气津伤。
身热多汗心烦闷，
气逆欲呕服之瘥。

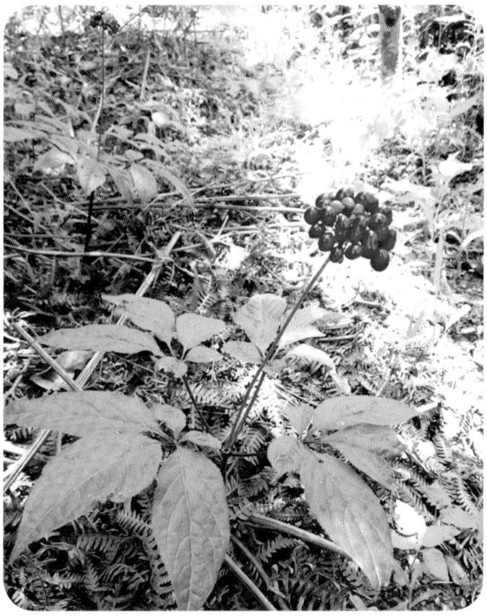

人参

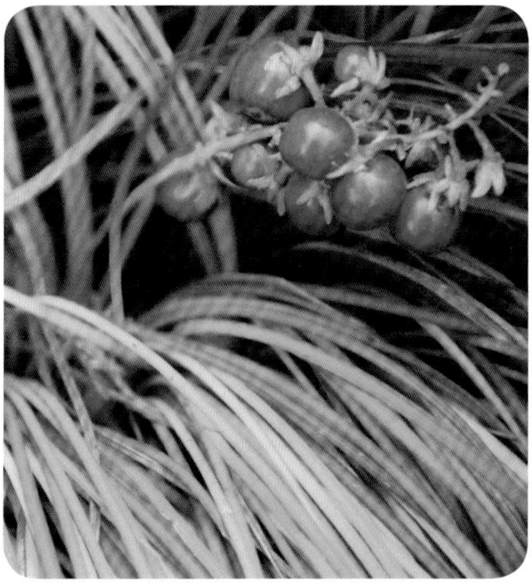

麦冬

【组成】石膏 50g，人参 6g，麦冬 20g，半夏 9g，竹叶 6g，炙甘草 6g，粳米 10g。

【功用】清热生津，益气和胃。

【主治】伤寒、温病、暑病余热未清，气津两伤证。身热多汗，心胸烦闷，气逆欲呕，口干喜饮，虚羸少气，或虚烦不寐，舌红苔少，脉虚数。

古方歌

竹叶石膏汤人参，麦冬半夏甘草临，
再加粳米同煎服，暑烦热渴脉虚寻。

第二节　清营凉血剂（2种）

清营汤（qīng yíng tāng）

《温病条辨》

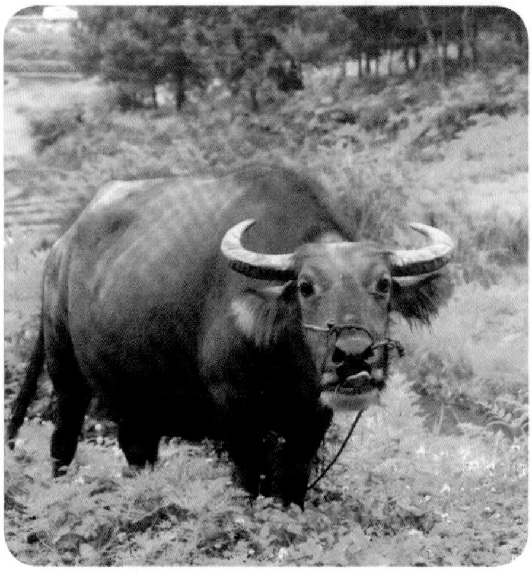

水牛角

【组成】犀角（水牛角代）30g，生地黄 15g，麦冬 9g，玄参 9g，金银花 9g，连翘 6g，竹叶心 3g，黄连 5g，丹参 6g。

【功用】清营解毒，透热养阴。

【主治】热入营分证。身热夜甚，神烦少寐，时有谵语，目常喜开或喜闭，口渴或不渴，斑疹隐隐，舌绛而干，脉细数。

古方歌

清营汤治热传营，脉数舌绛辨分明，
犀地银翘玄连竹，丹麦清热更护阴。

方歌

清热解毒水牛角，
清热凉血生地黄。
清热养阴用麦冬，
滋阴降火玄参忙。
银翘清热又解毒，
凉血散瘀丹参扛。
竹叶黄连除心烦，
热入营分热尤重。
神烦少寐谵语狂，
斑疹隐隐此方匡。

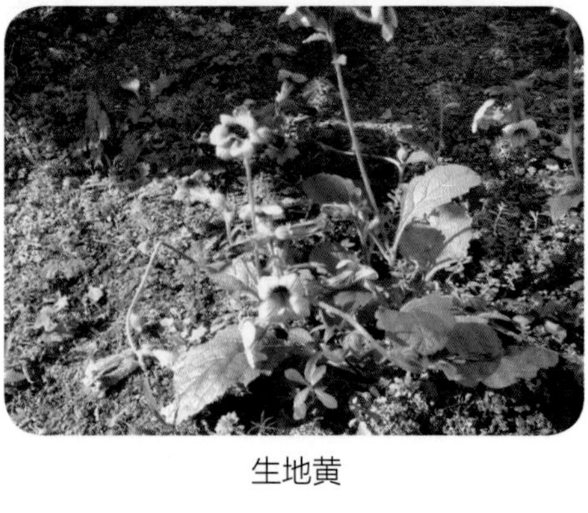

生地黄

xī jiǎo dì huáng tāng

犀角地黄汤

《外台秘要》

方歌

凉血解毒水牛角，
清热养阴生地黄。
丹芍凉血散瘀血，
热入血分谵语狂。
斑色紫黑咳吐血，
舌绛起刺此方匡。

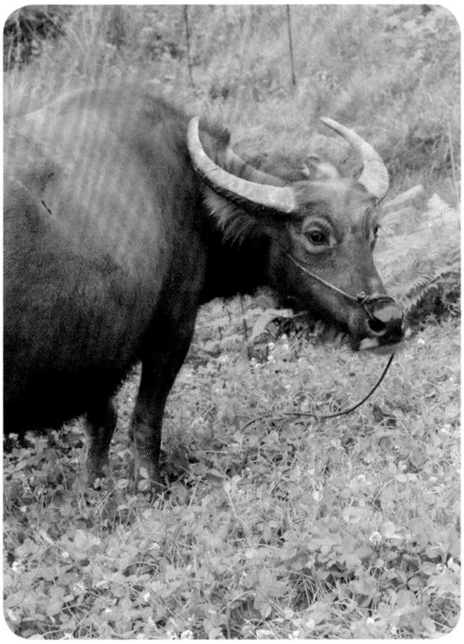

水牛角

【组成】犀角（水牛角代）30g，生地黄 24g，牡丹皮 9g，芍药 12g。

【功用】清热解毒，凉血散瘀。

【主治】热入血分证。身热谵语，斑色紫黑，或吐血、衄血、便血、尿血，舌深绛起刺，或喜忘如狂，或漱水不欲咽，或大便色黑易解，脉数。

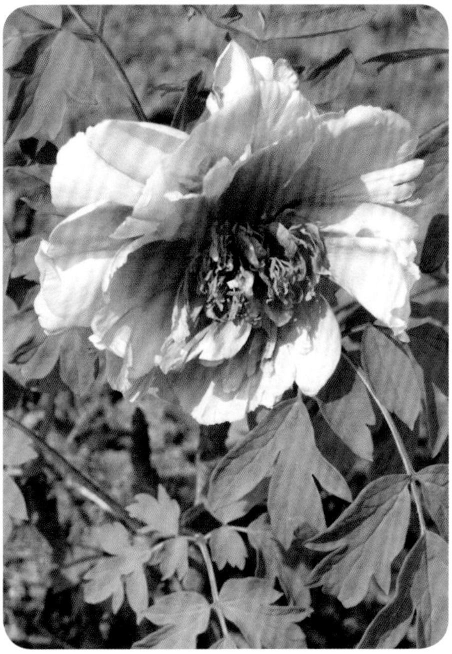

牡丹皮

古方歌

犀角地黄芍药丹，血升胃热火邪干，
斑黄阳毒皆堪治，或益柴芩总伐肝。

第三节 清热解毒剂（1种）

黄连解毒汤

huáng lián jiě dú tāng

《外台秘要》

黄连

方歌

黄连泻火解毒强，
黄芩黄柏泻火良。
栀子清泻三焦火，
泻火解毒功效彰。
三焦火毒热盛证，
大热烦躁此方宜。

【组成】黄连9g，黄芩6g，黄柏6g，栀子9g。

【功用】泻火解毒。

【主治】三焦火毒热盛证。大热烦躁，口燥咽干，错语不眠；或热病吐血、衄血；或热甚发斑，或身热下痢，或湿热黄疸；或外科痈疡疔毒，小便黄赤，舌红苔黄，脉数有力。

古方歌

黄连解毒汤四味，黄柏黄芩栀子备，
躁狂大热呕不眠，吐衄斑黄皆可为。

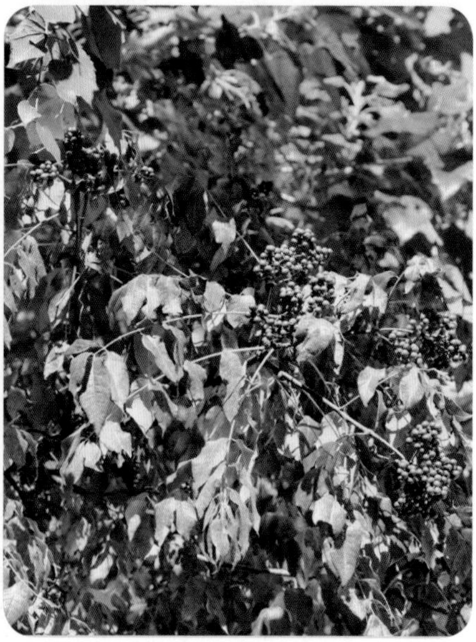

黄柏

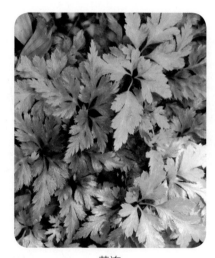

第四节 清脏腑热剂(11种)

dǎo chì sǎn
导赤散

《小儿药证直诀》

方歌

生地甘凉入心肾，
滋阴凉血效力增。
木通苦寒清心火，
心火得清心神宁。
清热解毒甘草梢，
调和诸药热下引。
竹叶清心又淡渗，
清心利水且养阴。
心胸烦热欲冷饮，
尿赤涩痛无踪影。

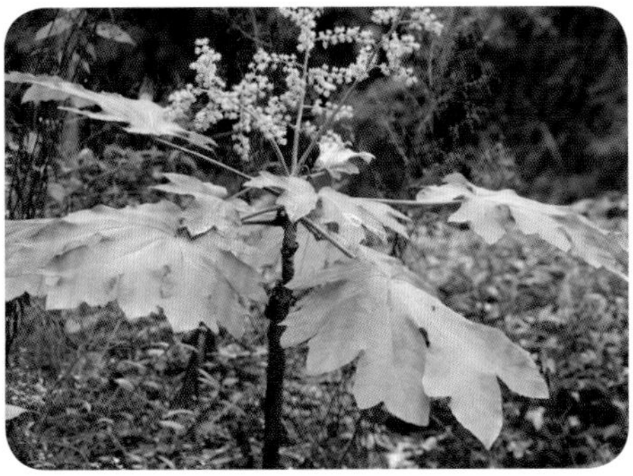

木通

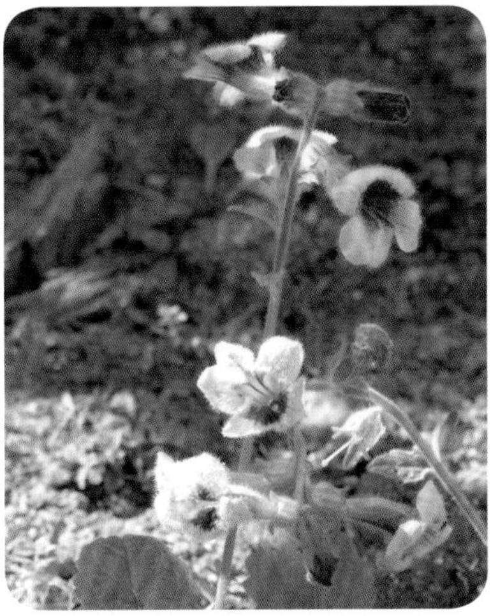

生地黄

【组成】生地黄 6g，木通 6g，生甘草梢 6g，竹叶 3g。

【功用】清心利水养阴。

【主治】心经火热证。心胸烦热，口渴面赤，意欲冷饮，以及口舌生疮；或心热移于小肠，小便赤涩刺痛，舌红，脉数。

古方歌

导赤生地与木通，草梢竹叶四般攻，
口糜淋痛小肠火，引热同归小便中。

lóng dǎn xiè gān tāng 龙胆泻肝汤

《医方集解》

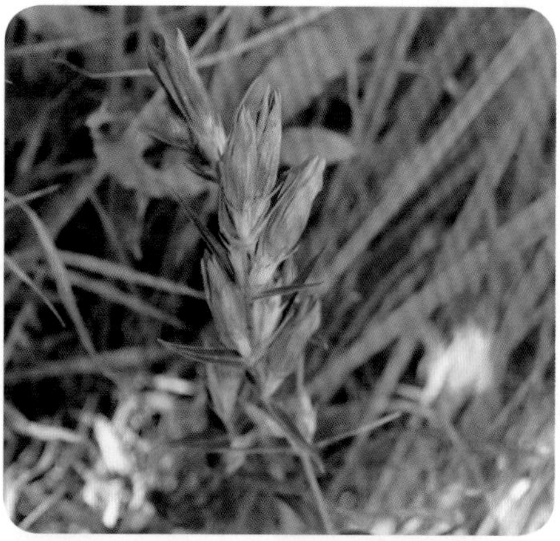

龙胆草

【组成】龙胆草（酒炒）6g，黄芩 9g，栀子 9g，木通 6g，泽泻 12g，车前子 10g，当归 6g，生地黄 12g，柴胡 6g，生甘草 6g。

【功用】清泻肝胆实火，清利肝经湿热。

【主治】1. 肝胆实火上炎证。头痛目赤，胁痛，口苦，耳聋，耳肿，舌红苔黄，脉弦数有力。

2. 肝经湿热下注证。阴肿，阴痒，阴汗，筋痿，小便淋浊，或妇女带下黄臭，舌红苔黄腻，脉弦数有力。

古方歌

龙胆泻肝栀芩柴，生地车前泽泻偕，
木通甘草当归合，肝经湿热力能排。

方歌

肝胆实火与湿热，
龙胆一举均歼灭。
黄芩栀子泻火毒，
木泽车前排尿热。
归地养血又滋阴，
柴胡疏肝解郁结。
甘草和中又清热，
肝胆实火易上炎。
头痛目赤胁肋胀，
肝经湿热常下注，
阴肿阴痒服之宜。

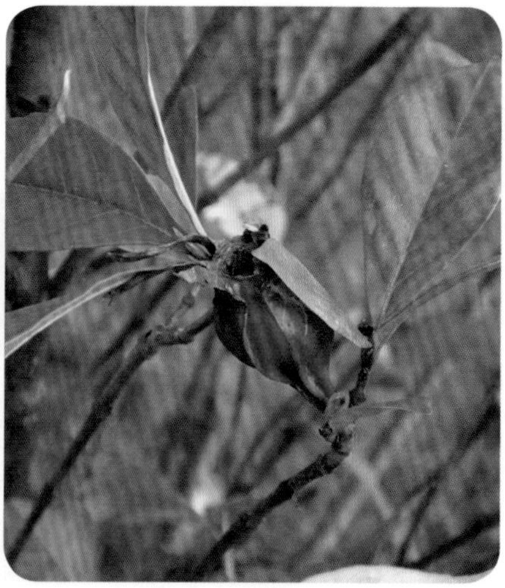

栀子

左金丸

zuǒ jīn wán

《丹溪心法》

方歌

黄连大苦又大寒，
吴萸辛热佐之安。
胁肋疼痛且口苦，
胃中嘈杂又吞酸。
清泻肝火降呕逆，
肝火犯胃力能拦。
螺旋杆菌常作乱，
左金杀菌保平安。
再加白芍称戊己，
胃疼腹痛泄泻安。

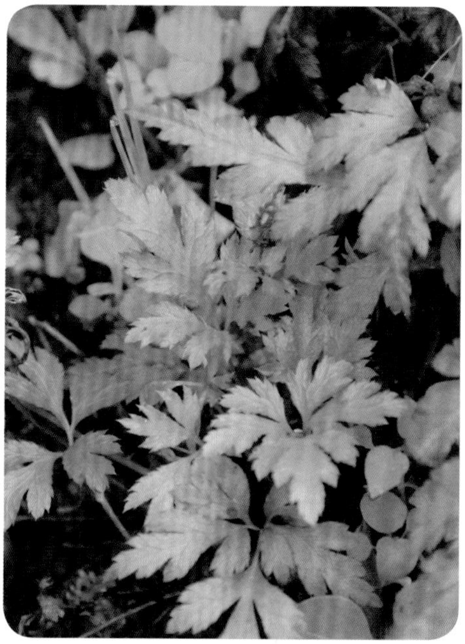

黄连

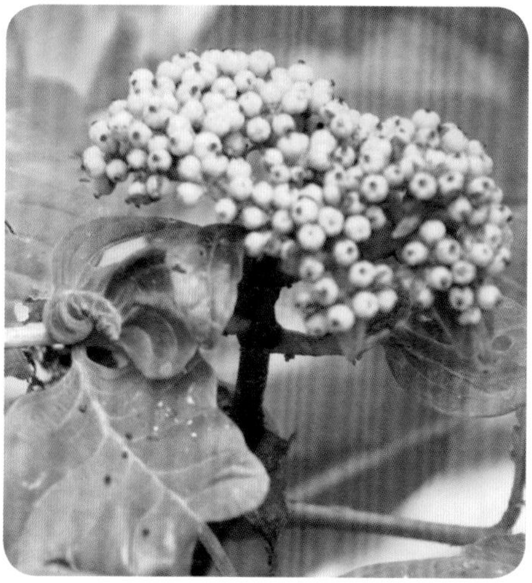

吴茱萸

【组成】黄连18g，吴茱萸3g。

【功用】清泻肝火，降逆止呕。

【主治】肝火犯胃证。胁肋疼痛，嘈杂吞酸，呕吐口苦，舌红苔黄，脉弦数。

古方歌

左金茱连六一丸，肝经火郁吐吞酸，
再加芍药名戊己，热泻热痢服之安。

xiè bái sǎn

泻白散

《小儿药证直诀》

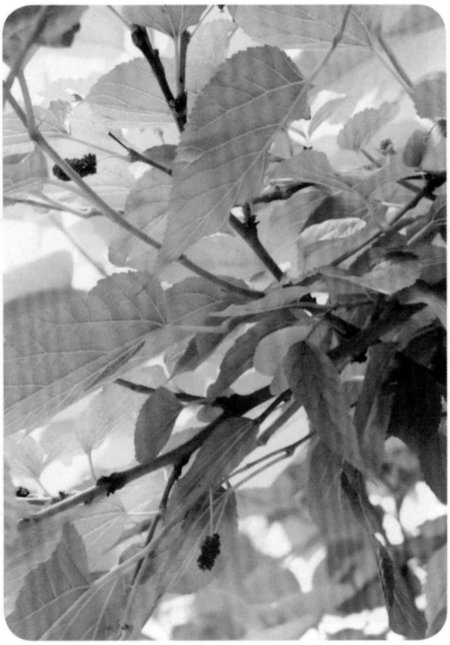

桑白皮

方歌

清泻肺热桑白皮，
肺中伏火地骨皮。
炙草粳米养胃阴，
肺热咳喘总能医。
皮肤蒸热肺有热，
肺合皮毛不偏颇。

【组成】桑白皮 30g，地骨皮 30g，炙甘草 3g，粳米一小撮。

【功用】清泻肺热，止咳平喘。

【主治】肺热喘咳证。气喘咳嗽，皮肤蒸热，日晡尤甚，舌红苔黄，脉细数。

古方歌

泻白桑皮地骨皮，甘草粳米四般宜，
参茯知芩皆可入，肺热喘咳此方施。

枸杞花（地骨皮是枸杞的根皮）

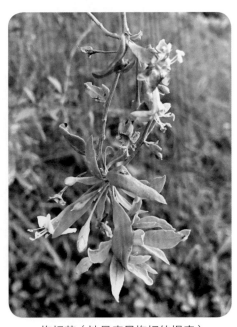

tíng lì dà zǎo xiè fèi tāng

【附方】葶苈大枣泻肺汤

《金匮要略》

方歌

葶苈泻肺且平喘，
行水消肿功效专。
痰涎壅肺难平卧，
胸满咳喘渐渐消。
葶苈苦寒性峻猛，
调和药性大枣添。
泻肺行水又平喘，
胸水腹水服之瘳。

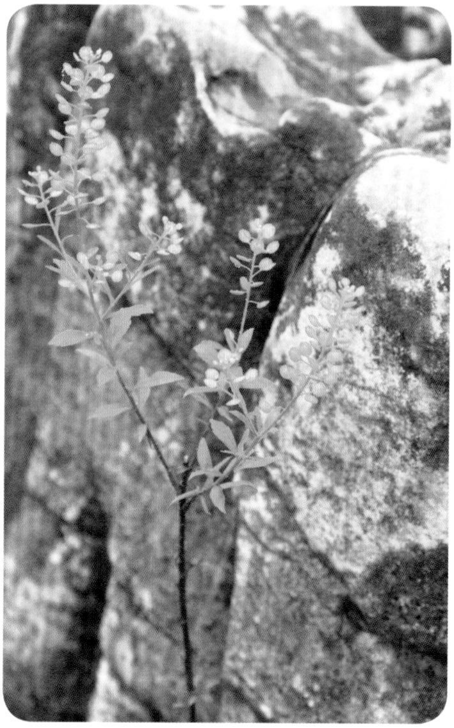

葶苈子

【组成】葶苈子 9g，大枣 4 枚。
【功用】泻肺行水，下气平喘。
【主治】痰水壅实之咳喘胸满。

qīng wèi sǎn

清胃散

《脾胃论》

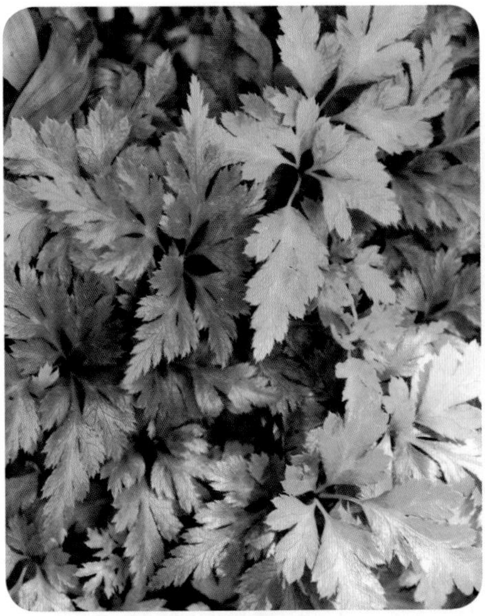

黄连

方歌

黄连直折胃腑热，
升麻透发伏火灭。
丹皮凉血又清热，
生地滋阴凉血强。
当归养血又和血，
胃火牙痛面颊热。
牙龈红肿口气热，
清胃凉血牙痛歇。

【组成】黄连 9g，升麻 6g，牡丹皮 6g，生地黄 6g，当归身 6g。

【功用】清胃凉血。

【主治】胃火牙痛。牙痛牵引头痛，面颊发热，其齿喜冷恶热，或牙宣出血，或牙龈红肿溃烂，或唇舌腮颊肿痛，口气热臭，口干舌燥，舌红苔黄，脉滑数。

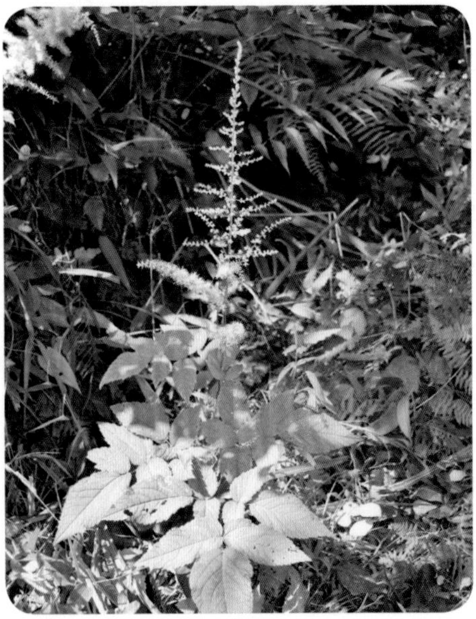

升麻

古方歌

清胃散用升麻连，当归生地牡丹全，
或益石膏清胃热，口疮吐衄与牙宣。

yù nǚ jiān

玉女煎

《景岳全书》

方歌

石膏大寒味辛甘，
胃热烦渴效不逊。
熟地善于滋肾水，
知母清热治烦渴。
麦冬养阴又生津，
滋补肝肾牛膝存。
善清胃热滋肾阴，
头痛牙痛随之安。

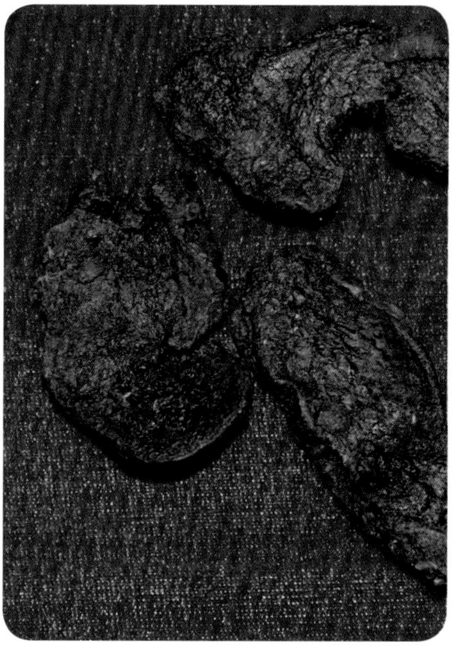

熟地黄

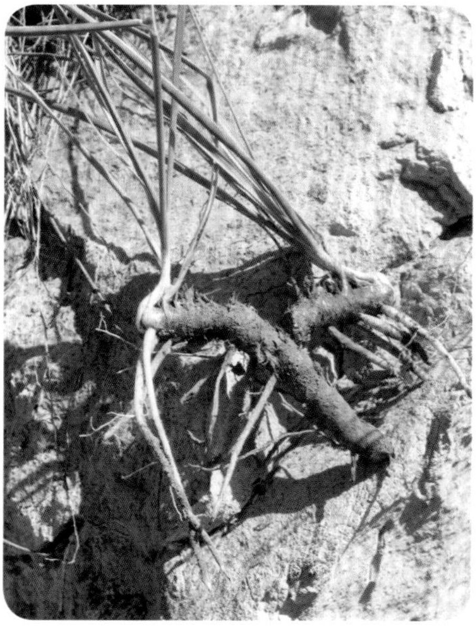

知母

【组成】石膏 15g，熟地黄 20g，知母 5g，麦冬 6g，牛膝 5g。

【功用】清胃热，滋肾阴。

【主治】胃热阴虚证。头痛，牙痛，齿松牙衄，烦热干渴，舌红苔黄而干。亦治消渴，消谷善饥。

古方歌

玉女煎中地膝兼，石膏知母麦冬全，
阴虚胃火牙痛效，去膝地生温热痊。

bái tóu wēng tāng
白头翁汤

《伤寒论》

白头翁

方歌

清热解毒白头翁，
黄连止痢有专功。
下焦湿热黄柏攻，
秦皮止痢又止疼。
热毒痢疾腹疼痛，
下痢脓血臭气浓。
里急后重难自容，
肛门灼热不轻松，
白头翁汤易见功。

【组成】白头翁 15g，黄连 9g，黄柏 9g，秦皮 9g。

【功用】清热解毒，凉血止痢。

【主治】热毒痢疾。下痢脓血，赤多白少，腹痛，里急后重，肛门灼热，渴欲饮水，舌红苔黄，脉弦数。

古方歌

白头翁汤治热痢，黄连黄柏佐秦皮，
清热解毒并凉血，赤多白少脓血医。

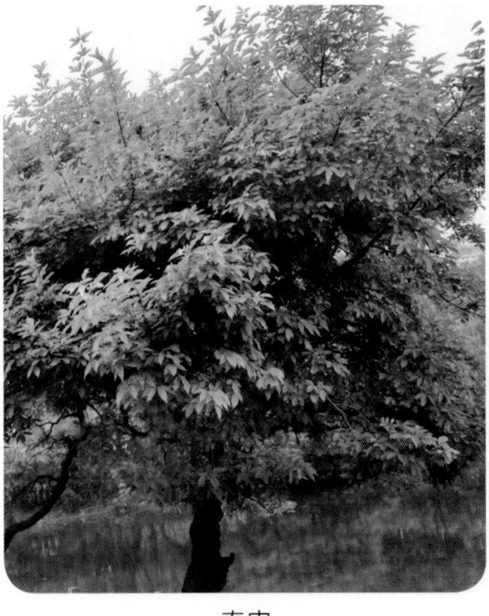
秦皮

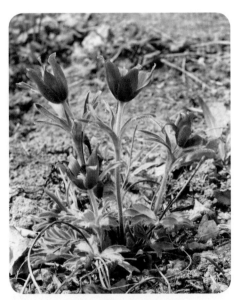

qīng hāo biē jiǎ tāng

青蒿鳖甲汤

《温病条辨》

方歌

青蒿鳖甲好搭档，
养阴透热能担当。
生地滋阴又凉血，
知母滋阴虚火降。
丹皮擅长清伏火，
温病后期余热藏。
夜热早凉且无汗，
阴虚内热效颇佳。

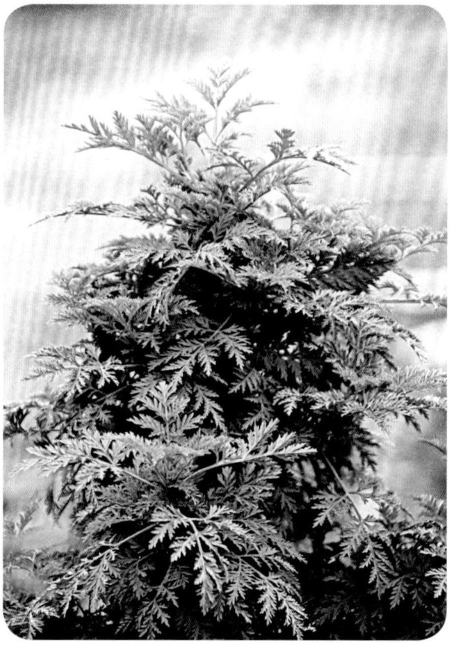

青蒿

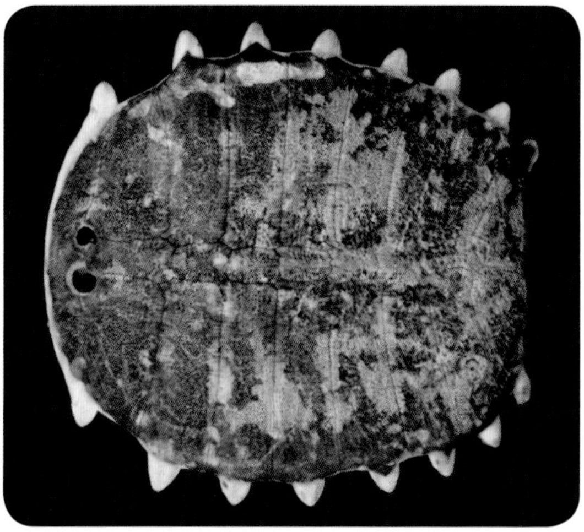

鳖甲

【组成】青蒿 6g，鳖甲 15g，细生地 12g，知母 6g，牡丹皮 9g。

【功用】养阴透热。

【主治】温病后期，邪伏阴分证。夜热早凉，热退无汗，舌红苔少，脉细数。

古方歌

青蒿鳖甲知地丹，热自阴来仔细看，
夜热早凉无汗出，养阴透热服之安。

qīng gǔ sǎn

清骨散

《证治准绳》

方歌

善清虚热银柴胡，
知母胡连虚热除。
骨皮秦艽除骨蒸，
青蒿鳖甲来相助。
调和诸药甘草和，
肝肾阴虚内扰证。
低热日久人消瘦，
心烦口渴服之舒。

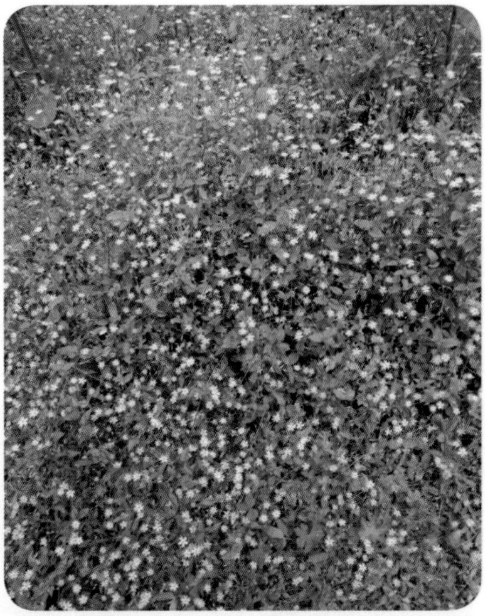

银柴胡

【组成】银柴胡 5g，知母 3g，胡黄连 3g，地骨皮 3g，秦艽 3g，青蒿 3g，鳖甲 3g，甘草 2g。

【功用】清虚热，退骨蒸。

【主治】肝肾阴虚，虚火内扰证。骨蒸劳热，低热日久不退，形体消瘦，唇红颧赤，困倦盗汗，或口渴心烦，舌红少苔，脉细数。

胡黄连

古方歌

清骨散用银柴胡，胡连秦艽鳖甲辅，
地骨青蒿知母草，骨蒸劳热保无虞。

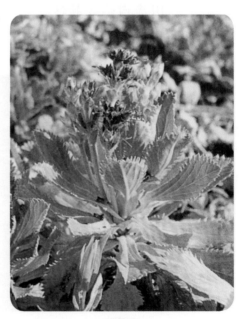

dāng guī liù huáng tāng
当归六黄汤

《兰室秘藏》

方歌

当归地黄滋阴血，
芩连黄柏火泻绝。
黄芪益气又固表，
阴虚火旺盗汗出。
面红心烦口干渴，
舌红苔黄效越卓。

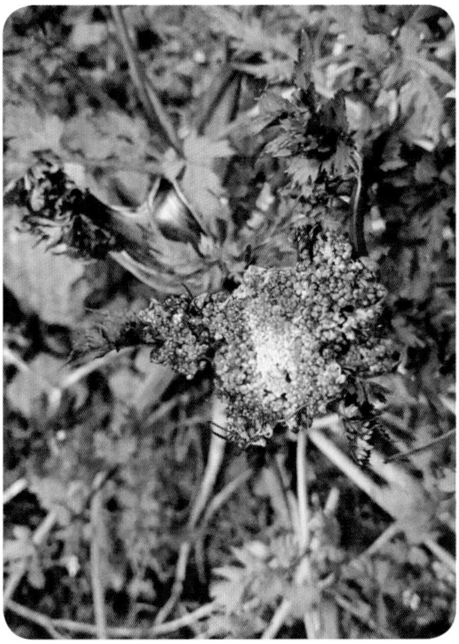

当归

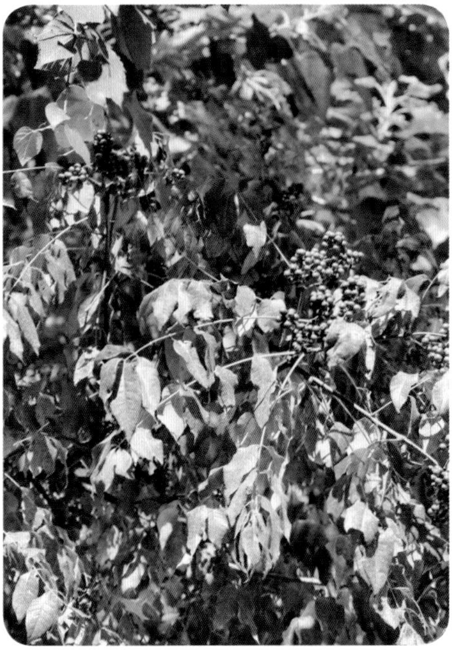

黄柏

【组成】当归6g，生地黄6g，熟地黄6g，黄芩6g，黄连6g，黄柏6g，黄芪12g。

【功用】滋阴泻火，固表止汗。

【主治】阴虚火旺所致的盗汗。发热盗汗，面赤心烦，口干唇燥，大便干结，小便黄赤，舌红苔黄，脉数。

古方歌

当归六黄二地黄，芩连芪柏共煎尝，
滋阴泻火兼固表，阴虚火旺盗汗良。

第五章

祛暑剂
（4种）

第一节　祛暑解表剂（2种）

xiāng rú sǎn

香薷散

《太平惠民和剂局方》

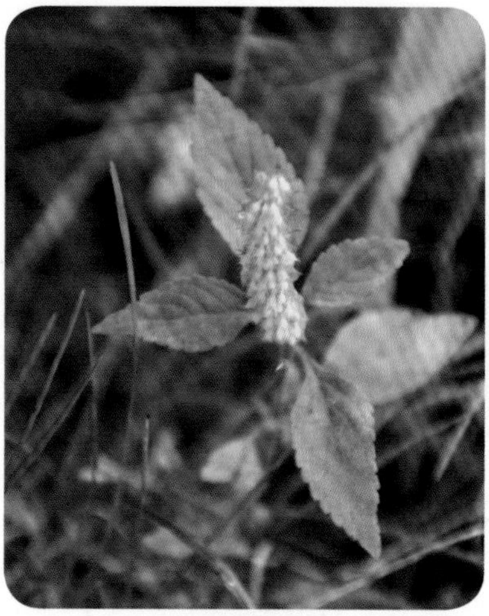

香薷

方歌

香薷祛暑且解表，
厚朴行气燥湿强。
扁豆健脾且和中，
加点黄酒温经良。
阴暑恶寒又发热，
头疼身痛服之宜。

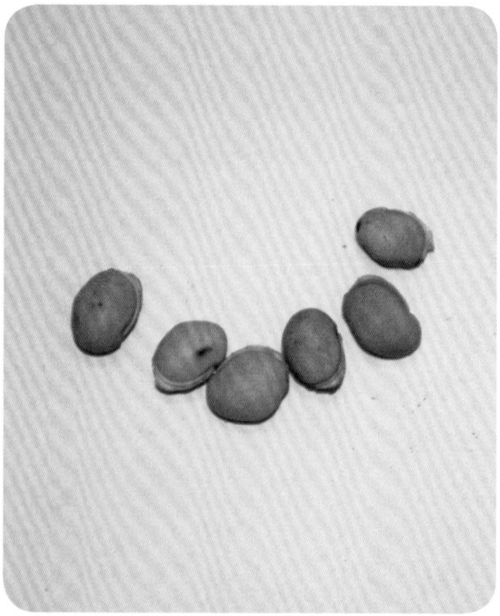

白扁豆

【组成】香薷 10g，厚朴 5g，白扁豆 5g，黄酒适量。少量同煎。

【功用】祛暑解表，化湿和中。

【主治】阴暑。恶寒发热，头痛身重，无汗，腹痛吐泻，胸脘痞闷，舌苔白腻，脉浮。

古方歌

三物香薷豆朴先，散寒化湿功效兼，
若易银翘豆易花，新加香薷祛暑煎。

【附方】新加香薷饮

xīn jiā xiāng rú yǐn

《温病条辨》

方歌

香薷芳香善解暑，
厚朴行气痞满除。
鲜扁豆花善祛暑，
银翘清热又解暑。
暑温夹湿外寒证，
头痛发热服之舒。

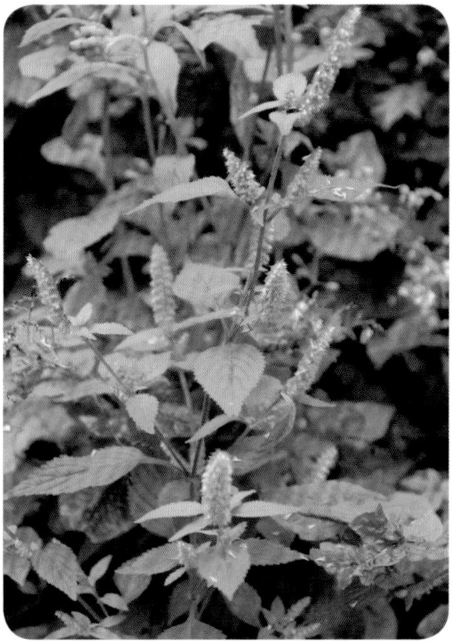

香薷

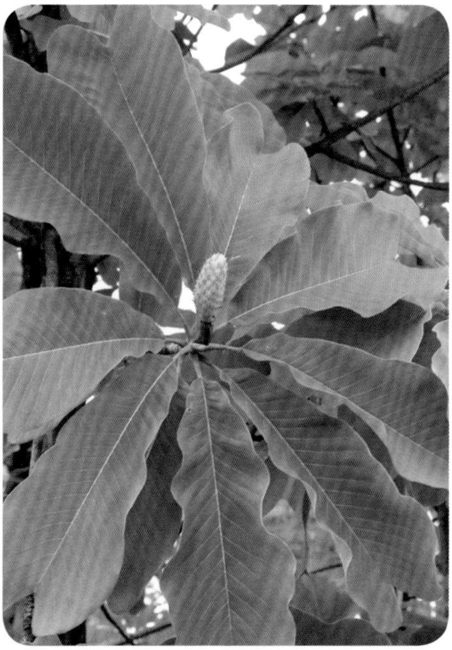

厚朴

【组成】香薷 6g，厚朴 6g，鲜扁豆花 9g，金银花 9g，连翘 6g。

【功用】祛暑解表，化湿和中。

【主治】暑温夹湿，复感外寒证。症见头痛发热，恶寒无汗，口渴面赤，胸闷不舒，舌苔白腻，脉浮而数。

古方歌

三物香薷豆朴先，散寒化湿功效兼，
若易银翘豆易花，新加香薷祛暑煎。

第二节　祛暑利湿剂（1种）

liù yī sǎn 六一散

《黄帝素问宣明论方》

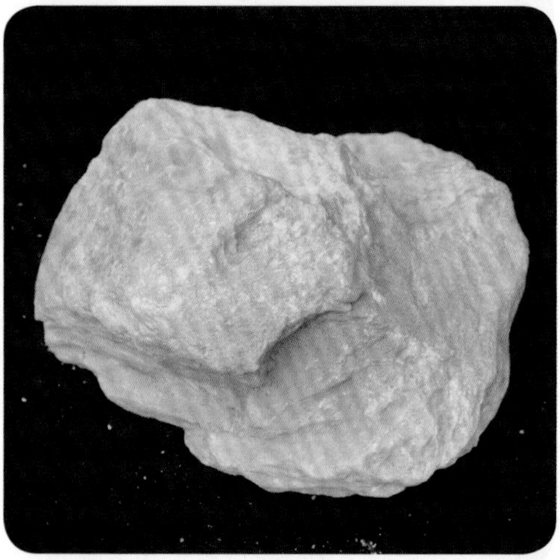

滑石

方歌

滑石清暑利湿快，
暑热水湿从尿排。
甘草清热且和中，
身热烦渴此方魁。
再加青黛为碧玉，
肝胆郁热服之退。

【组成】滑石 18g，甘草 3g。

【功用】清暑利湿。

【主治】暑湿证。身热烦渴，小便不利，或泄泻。

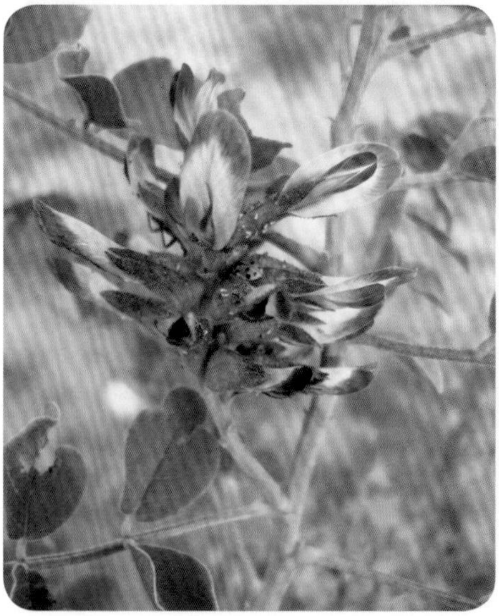

甘草

古方歌

六一散用滑石草，解肌行水兼清燥，
益元碧玉与鸡苏，砂黛薄荷加之好。

第三节 祛暑益气剂（1种）

清暑益气汤

qīng shǔ yì qì tāng

《温热经纬》

方歌

西瓜翠衣清暑珍，
益气生津西洋参。
荷梗消暑又宽胸，
石斛麦冬养阴津。
黄连竹叶善清心，
知母泻火又滋阴。
甘草粳米和胃阴，
暑热最易伤气津。
身热汗多又烦心，
体倦少气效尤珍。

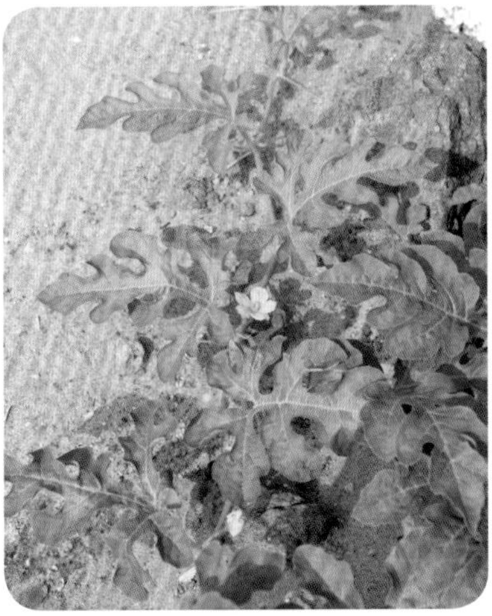

西瓜翠衣

【组成】西瓜翠衣 30g，西洋参 5g，荷梗 15g，石斛 15g，麦冬 9g，黄连 3g，竹叶 6g，知母 6g，甘草 3g，粳米 15g。

【功用】消暑益气，养阴生津。

【主治】暑热气津两伤证。身热汗多，口渴心烦，小便短赤，体倦少气，精神不振，脉虚数。

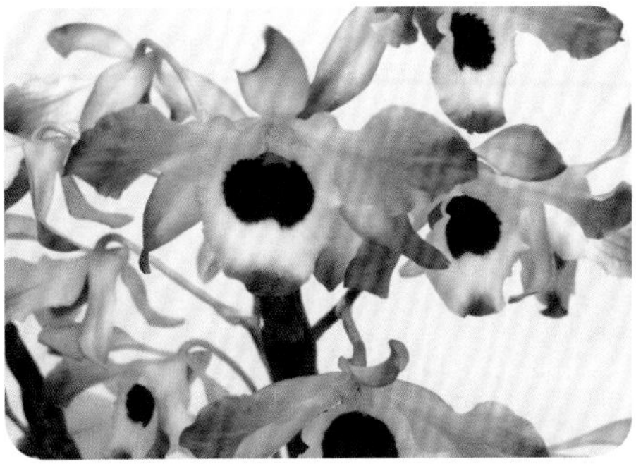

石斛

古方歌

王氏清暑益气汤，西瓜翠衣荷梗襄，
知麦石斛西洋参，黄连竹叶草粳方。

第六章

温里剂
（9种）

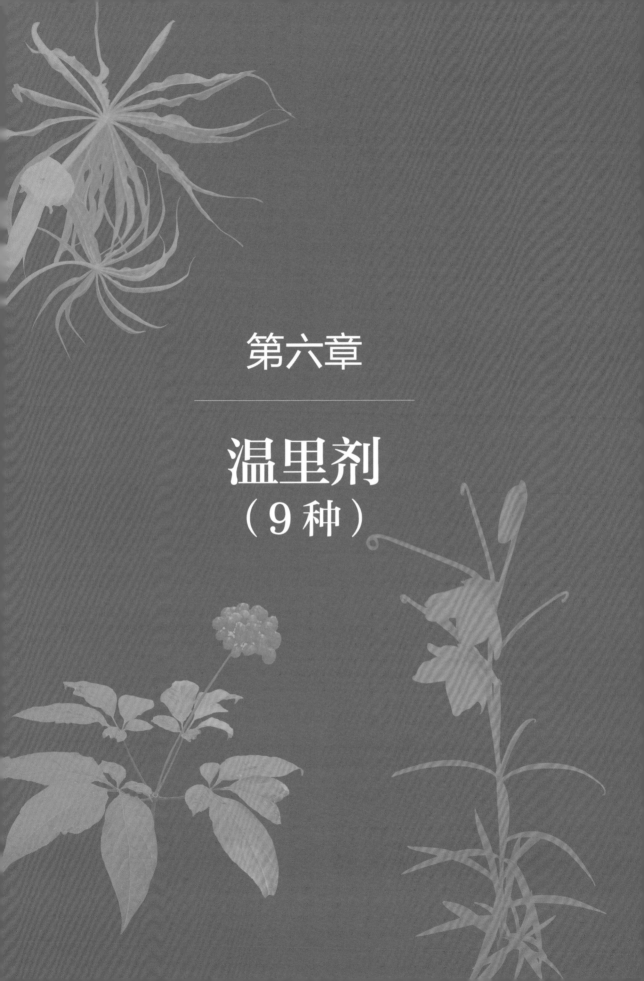

第一节　温中祛寒剂（5种）

lǐ zhōng wán
理中丸

《伤寒论》

方歌

干姜温阳祛寒强，
温暖脾胃效当先。
人参益气又健脾，
白术健脾燥湿良。
调和诸药有甘草，
脾胃虚寒服之宜。
脾肾阳虚加附子，
脘腹冷痛时时现。
下利清谷且呕恶，
附子理中更灵验。

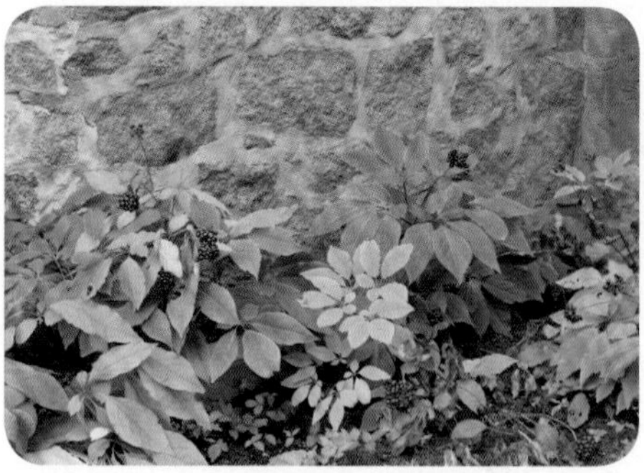

人参

【组成】干姜 9g，人参 9g，白术 9g，炙甘草 9g。

【功用】温中祛寒，补气健脾。

【主治】1. 脾胃虚寒证。脘腹疼痛，喜温喜按，呕吐便溏，脘痞食少，畏寒肢冷，口淡不渴，舌淡苔白润，脉沉细或沉迟无力。

2. 阳虚失血证。便血、吐血、衄血或崩漏等，血色暗淡，质清稀，面色㿠白，气短神疲，脉沉细或虚大无力。

3. 中阳不足，阴寒上乘之胸痹；脾气虚寒，津不能摄之病后多涎唾；中阳虚损，土不荣木之小儿慢惊；饮食不节，损伤脾胃阳气，清浊相干，升降失常之霍乱等。

古方歌

理中干姜参术甘，温中健脾治虚寒；
中阳不足痛呕利，丸汤两用腹中暖。

fù zǐ lǐ zhōng wán
【附方】附子理中丸

《太平惠民和剂局方》

【组成】附子 9g，干姜 9g，人参 9g，白术 9g，炙甘草 9g。

【功用】温阳祛寒，补气健脾。

【主治】脾胃虚寒较甚，或脾肾阳虚证。症见脘腹疼痛，下利清谷，恶心呕吐，畏寒肢冷，或霍乱吐痢转筋等。

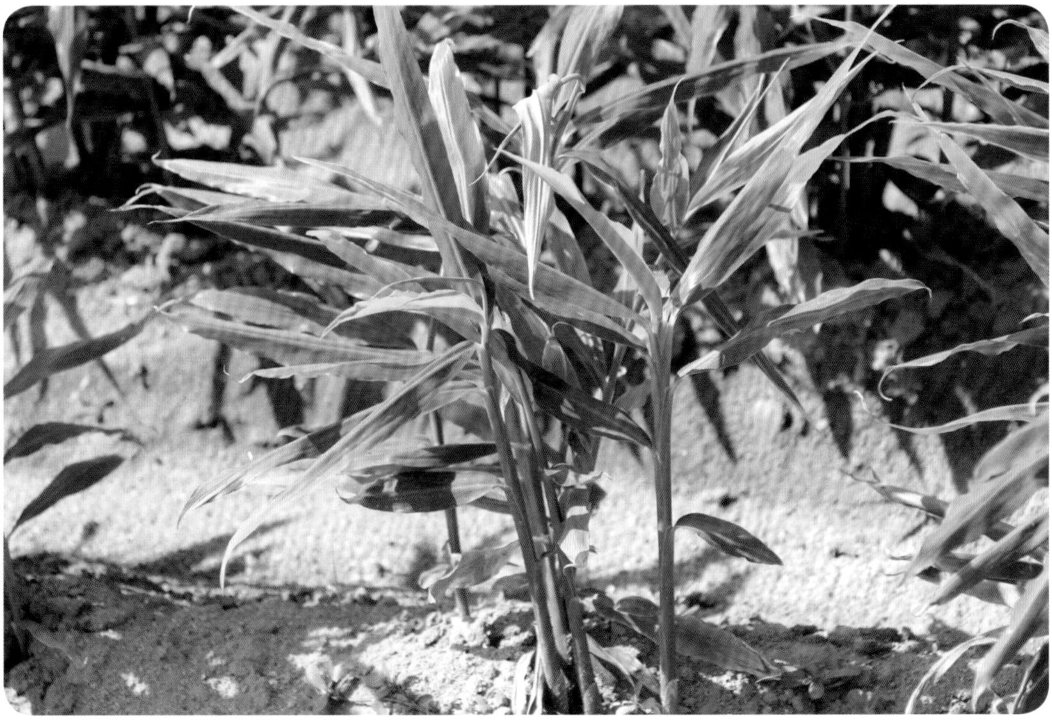

干姜

小建中汤

xiǎo jiàn zhōng tāng

《伤寒论》

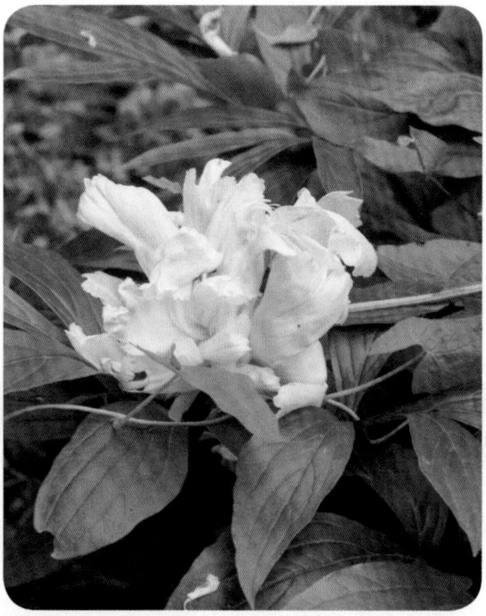

白芍

方歌

饴糖补虚又温中，
缓急止痛效从容。
桂枝散寒温脾阳，
白芍柔肝治腹痛。
调和营卫草姜枣，
温中补虚有殊功。

【组成】胶饴 30g，桂枝 9g，芍药 18g，甘草 6g，生姜 9g，大枣 6 枚。

【功用】温中补虚，和里缓急。

【主治】中焦虚寒，肝脾失调，阴阳不和证。脘腹拘急疼痛，时发时止，喜温喜按，或心中悸动，虚烦不宁，面色无华；兼见手足烦热，咽干口燥。舌淡苔白，脉细弦。

古方歌

小建中汤芍药多，桂枝甘草姜枣和，
更加饴糖补中脏，虚劳腹痛服之瘥。

大枣

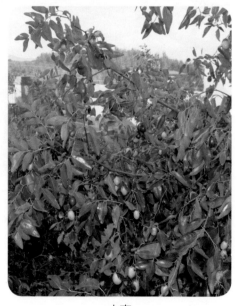

wú zhū yú tāng

吴茱萸汤

《伤寒论》

方歌

吴萸温胃散寒邪，
降逆止呕且止利。
生姜温胃又降逆，
上逆之气随之息。
人参补气益脾胃，
大枣健脾又调剂。
温中补虚降呕逆，
胃寒呕吐效神奇。
肝寒上逆吐涎沫，
厥阴头痛能平息。

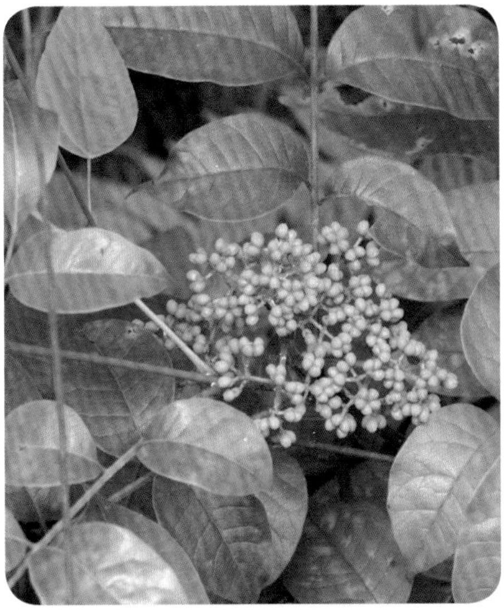

吴茱萸

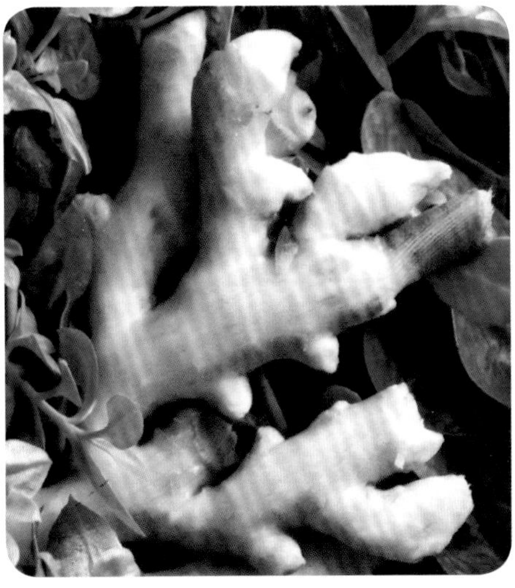

生姜

【组成】吴茱萸 9g，生姜 18g，人参 9g，大枣 4 枚。

【功用】温中补虚，降逆止呕。

【主治】1. 胃寒呕吐证。食谷欲呕，或兼胃脘疼痛，吞酸嘈杂，舌淡，脉沉弦而迟。
2. 肝寒上逆证。干呕吐涎沫，头痛，巅顶痛甚，舌淡，脉沉弦。
3. 肾寒上逆证。呕吐下利，手足厥冷，烦躁欲死，舌淡，脉沉细。

古方歌

吴茱萸汤人参枣，重用生姜温胃好，
阳明寒呕少阴利，厥阴头痛皆能保。

dà jiàn zhōng tāng

大建中汤

《金匮要略》

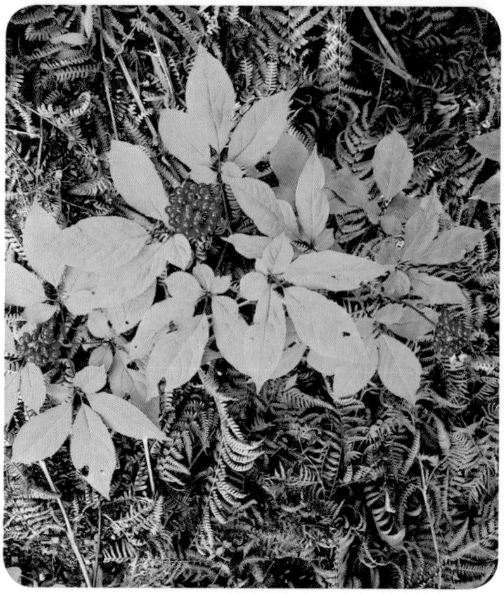

人参

方歌

大建中汤建中阳，
花椒辛热温脾阳。
散寒暖胃配干姜，
缓急止痛饴糖襄。
人参补虚且助阳，
中阳虚衰阴寒强。
阴寒内盛腹拘急，
上冲皮起怪现象。
温中补虚缓疼痛，
中阳不衰病无恙。

【组成】蜀椒 6g，干姜 12g，人参 6g。

【功用】温中补虚，缓急止痛。

【主治】中阳虚衰，阴寒内盛之脘腹疼痛。心胸寒痛，呕不能食，腹中寒痛而不可触近。舌苔白滑，脉细沉紧，甚则肢厥脉伏。

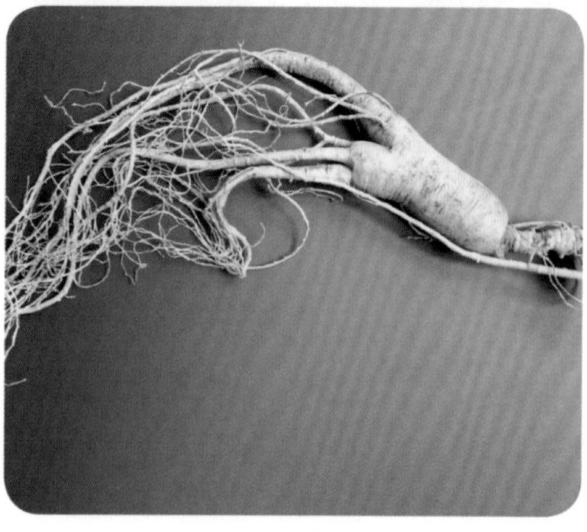

人参

古方歌

大建中汤建中阳，蜀椒干姜参饴糖，
阴盛阳虚腹冷痛，温补中焦止痛强。

第二节 回阳救逆剂(1种)

四逆汤
sì nì tāng

《伤寒论》

方歌

回阳救逆用附子，
心肾阳衰急救剂。
干姜辛热助附子，
四肢厥逆奏效奇。
甘草缓急调药性，
心肾阳衰寒厥证，
四肢厥逆效神奇。

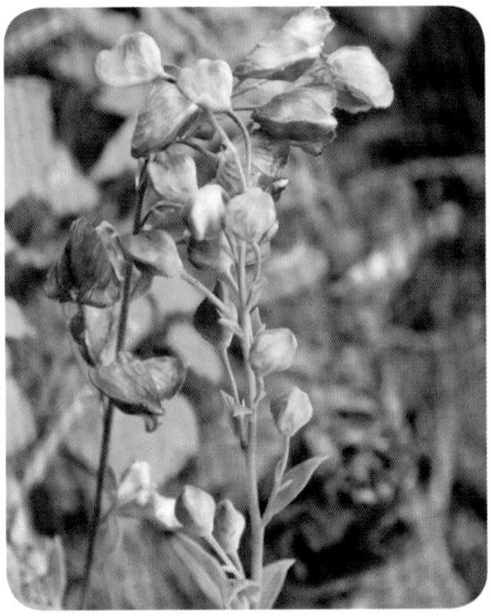
附子

干姜

【组成】附子 15g，干姜 6g，炙甘草 6g。

【功用】回阳救逆。

【主治】少阴病，心肾阳衰寒厥证。四肢厥逆，恶寒蜷卧，神衰欲寐，面色苍白，腹痛下利，呕吐不渴，舌苔白滑，脉微细，以及太阳病误汗亡阳者。

古方歌

四逆汤中附草姜，阳衰寒厥急煎尝，
腹痛吐泻脉沉细，急投此方可回阳。

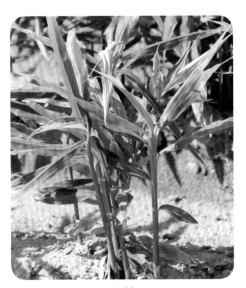

第三节　温经散寒剂（3种）

当归四逆汤

dāng guī sì nì tāng

《伤寒论》

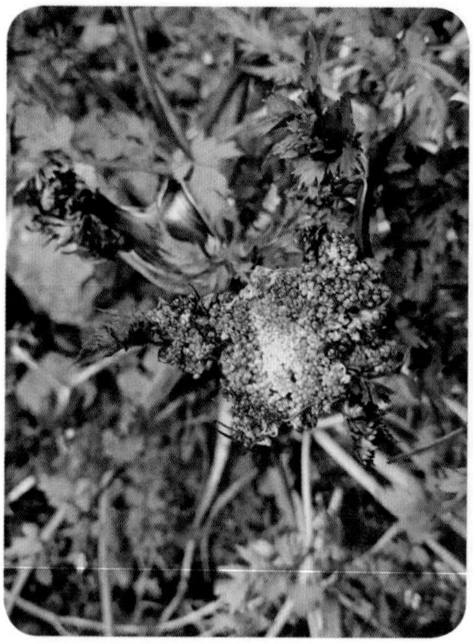

当归

方歌

当归养血又和血，
桂枝细辛温经血。
白芍养血又和营，
通草通利不可缺。
益气健脾甘草枣，
血虚手足常寒厥。
肩臂腿足常疼痛，
温经通脉效突出。

【组成】当归 12g，桂枝 9g，细辛 3g，芍药 9g，通草 6g，炙甘草 6g，大枣 8 枚。

【功用】温经散寒，养血通脉。

【主治】血虚寒厥证。手足厥寒，或腰、股、腿、足、肩臂疼痛，口不渴，舌淡苔白，脉沉细或细而欲绝。

古方歌

当归四逆芍桂枝，细辛甘枣通草施，
血虚寒厥四末冷，温经通脉最相宜。

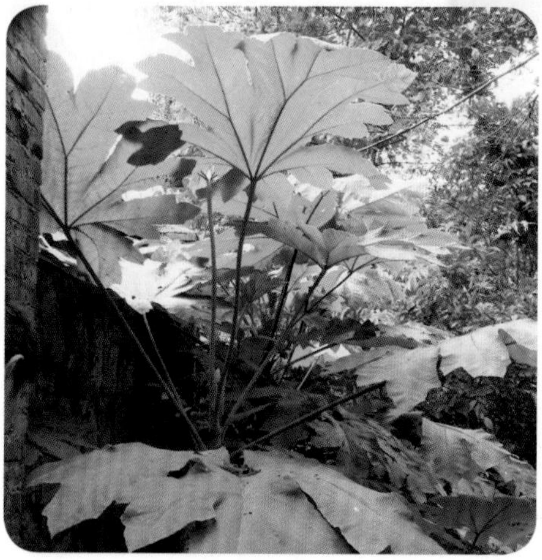

通草

huáng qí guì zhī wǔ wù tāng

黄芪桂枝五物汤

《金匮要略》

方歌

黄芪固表益卫气，
桂枝温经散寒邪。
芍药养血又和营，
温养肌肤通血痹。
生姜辛温散风邪，
大枣和营养血气。
益气温经又通痹，
肌肤麻木效可期。

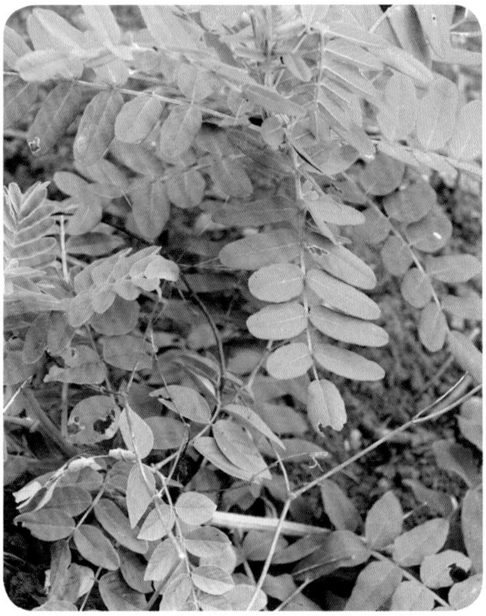

黄芪

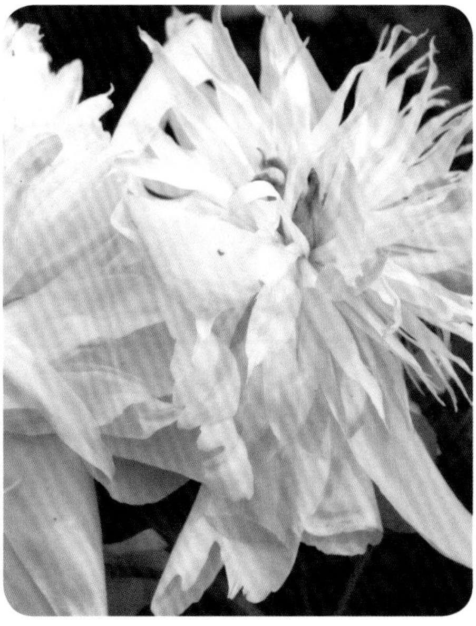

白芍

【组成】黄芪 9g，桂枝 9g，白芍 9g，生姜 18g，大枣 4 枚。

【功用】益气温经，和血通痹。

【主治】血痹。肌肤麻木不仁，微恶风寒，舌淡，脉微涩而紧。

古方歌

黄芪桂枝五物汤，芍药大枣与生姜，
益气温经和营卫，血痹风痹功效良。

nuǎn gān jiān

暖肝煎

《景岳全书》

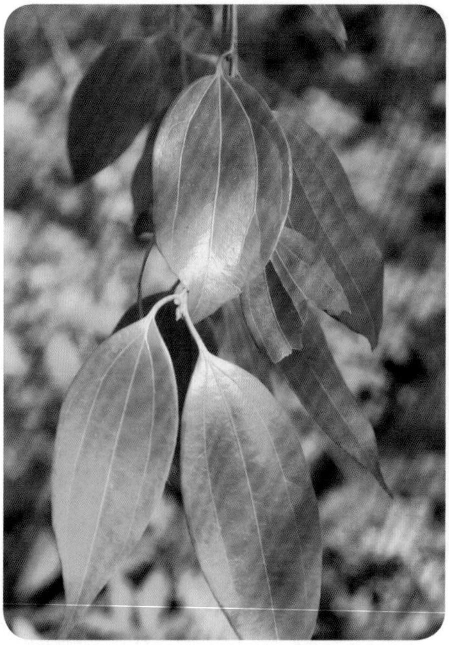

肉桂

方歌

肉桂巧配小茴香，
温肾暖肝功效强。
当归枸杞补肝肾，
温补肝肾培先天。
乌药沉香散寒气，
行气止痛治其标。
茯苓生姜扶后天，
寒滞肝脉睾丸凉。
少腹冷痛寒疝现，
温补肝肾此方先。

【组成】肉桂6g，小茴香6g，当归9g，枸杞子9g，乌药6g，沉香3g，茯苓6g，生姜3～5片。

【功用】温补肝肾，行气止痛。

【主治】肝肾不足，寒滞肝脉证。睾丸冷痛，或小腹冷痛，疝气痛，畏寒喜暖，舌淡苔白，脉沉迟。

古方歌

暖肝煎中杞茯归，茴沉乌药姜肉桂，
下焦虚寒疝气痛，温补肝肾此方推。

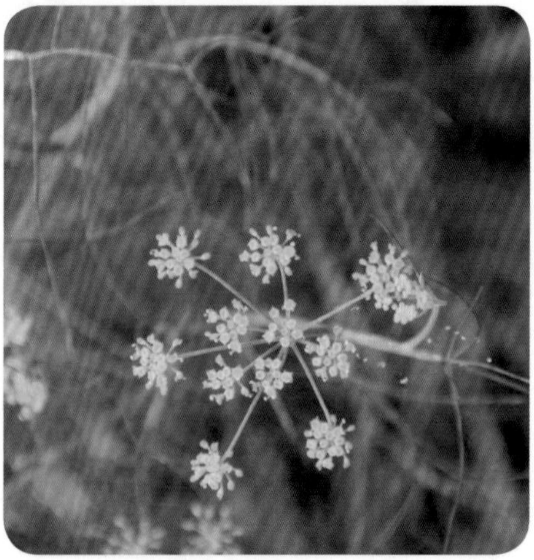

小茴香

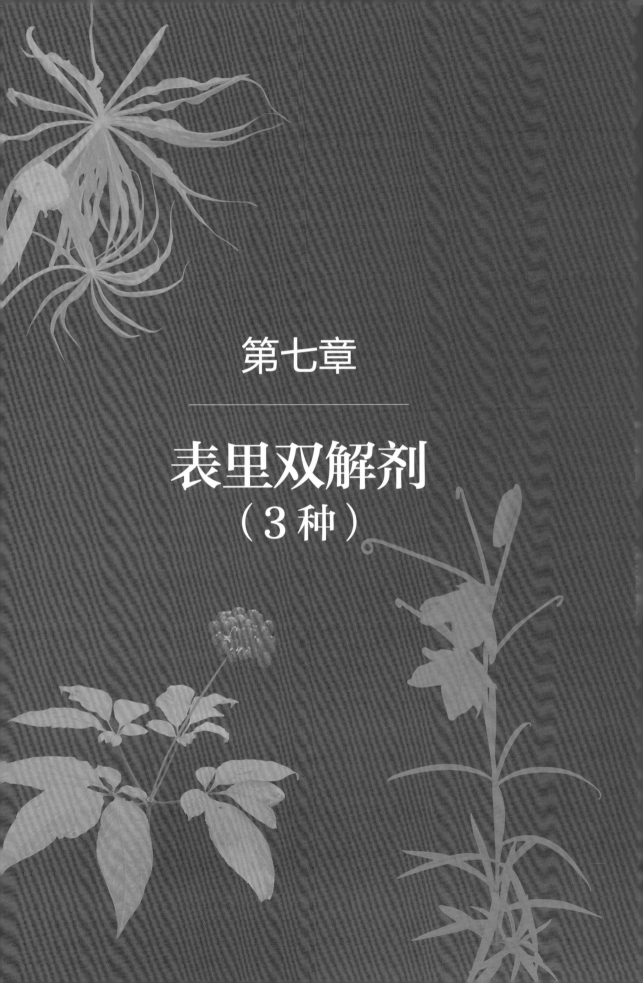

第七章

表里双解剂

（3 种）

第一节　解表清里剂（1种）

gě gēn huáng qín huáng lián tāng
葛根黄芩黄连汤

《伤寒论》

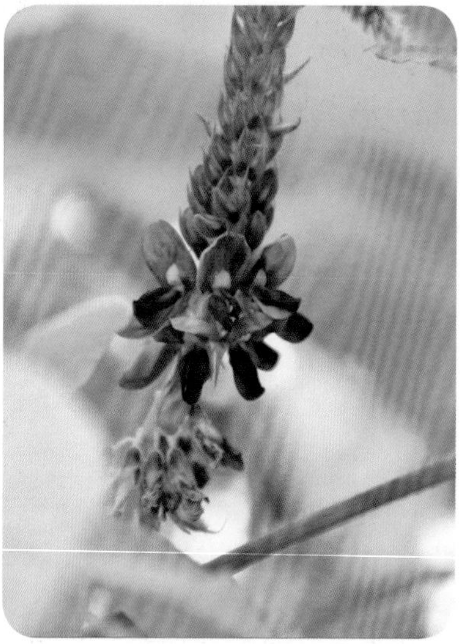

葛根

方歌

葛根辛凉且升散，
解肌升阳首选药。
芩连苦寒善清热，
厚肠止痢有特效。
甘草缓急又和中，
解表清里为妙方。
表证未解热入里，
身热下利此方攀。

【组成】葛根 15g，黄芩 9g，黄连 9g，甘草 6g。

【功用】解表清里。

【主治】表证未解，热邪入里证。身热，下利臭秽，胸脘烦热，口干作渴，或喘而汗出，舌红苔黄，脉数或促。

古方歌

葛根黄芩黄连汤，甘草四般治二阳，
解表清里兼和胃，喘汗下利保安康。

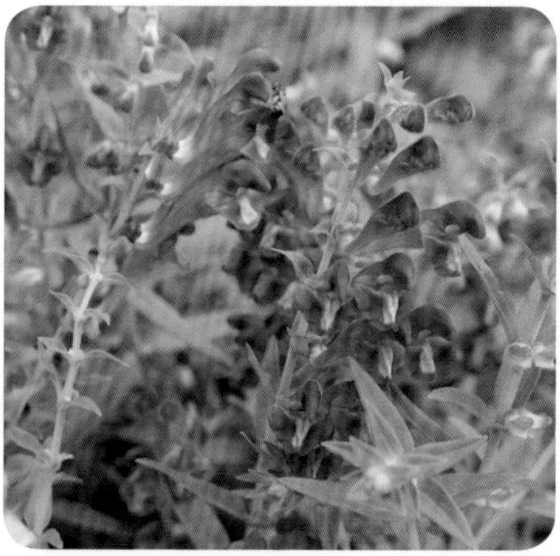

黄芩

第二节 解表攻里剂（2种）

dà chái hú tāng
大柴胡汤

《金匮要略》

方歌

疏解少阳用柴胡，
清泄少阳黄芩和。
大黄枳实泻腑热，
行气散结苦满除。
白芍缓急又止痛，
半夏生姜胃气舒。
和解少阳泻热结，
往来寒热苦满除。
心下痞硬便秘通，
少阳阳明能兼顾。

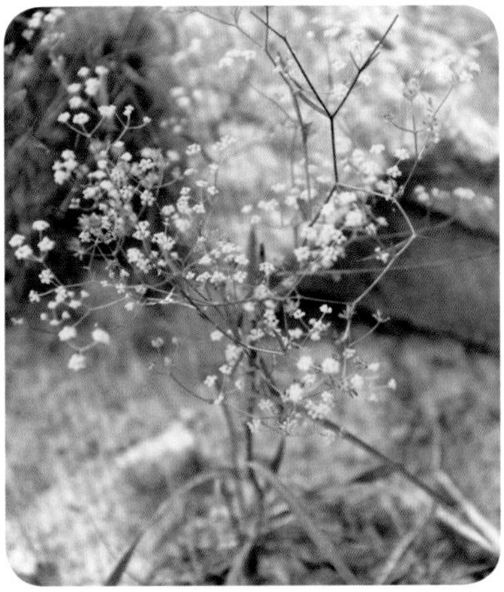
柴胡

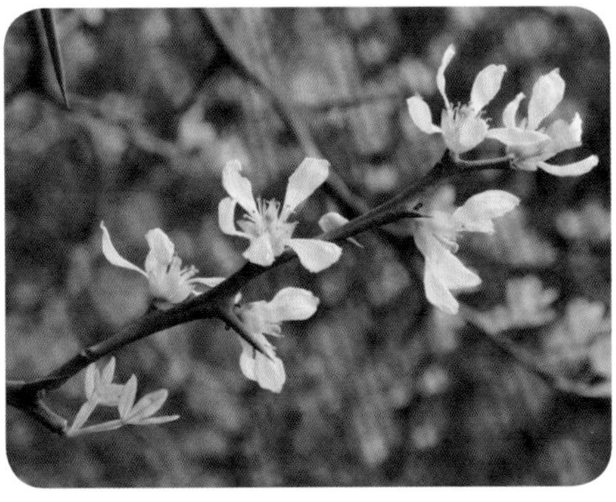
枳实

【组成】柴胡 12g，黄芩 9g，大黄 6g，枳实 9g，芍药 9g，半夏 9g，生姜 15g，大枣 4 枚。

【功用】和解少阳，内泻热结。

【主治】少阳阳明合病。往来寒热，胸胁苦满，呕不止，郁郁微烦，心下痞硬，或心下急痛，大便不解，或协热下利，舌苔黄，脉弦数有力。

古方歌

大柴胡汤用大黄，枳实芩夏白芍将，
煎加姜枣表兼里，妙法内攻并外攘。

shēng jiàng sǎn

升降散

杨栗山《伤寒瘟疫条辨》

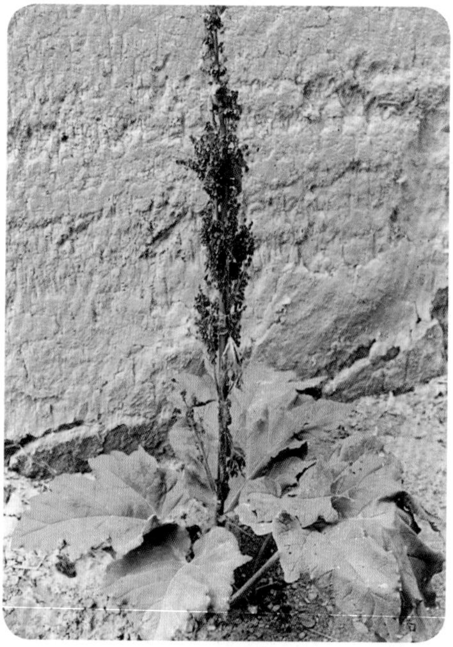

大黄

方歌

僵蚕祛风又息风，
肝风夹痰易动风。
蝉蜕宣透散风热，
利咽开咽治咽痛。
姜黄辛香辟秽气，
活血行气气机通。
大黄泄热且通便，
胸膈满闷渐轻松。
黄酒蜂蜜为引导，
瘟疫诸症可见功。

【组成】僵蚕 12g，蝉蜕 10g，姜黄 6g，大黄 8g，黄酒 20mL，蜂蜜 20g。

【功用】解表清里，升清散火，泄热通便，调节气机。

【主治】瘟疫病。郁火阻滞气机，升降失常，表里三焦热盛，头痛眩晕，面色红肿，咽喉肿痛，胸膈满闷，上吐下泻，也可用于恶寒壮热，浑身疼痛等诸多症状。

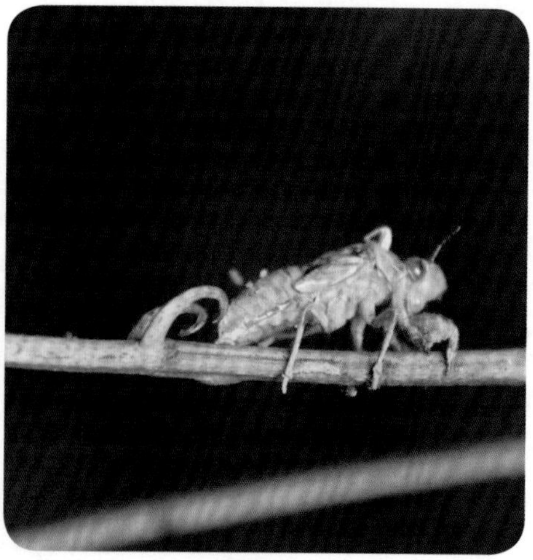

蝉蜕

第八章

补益剂
（24种）

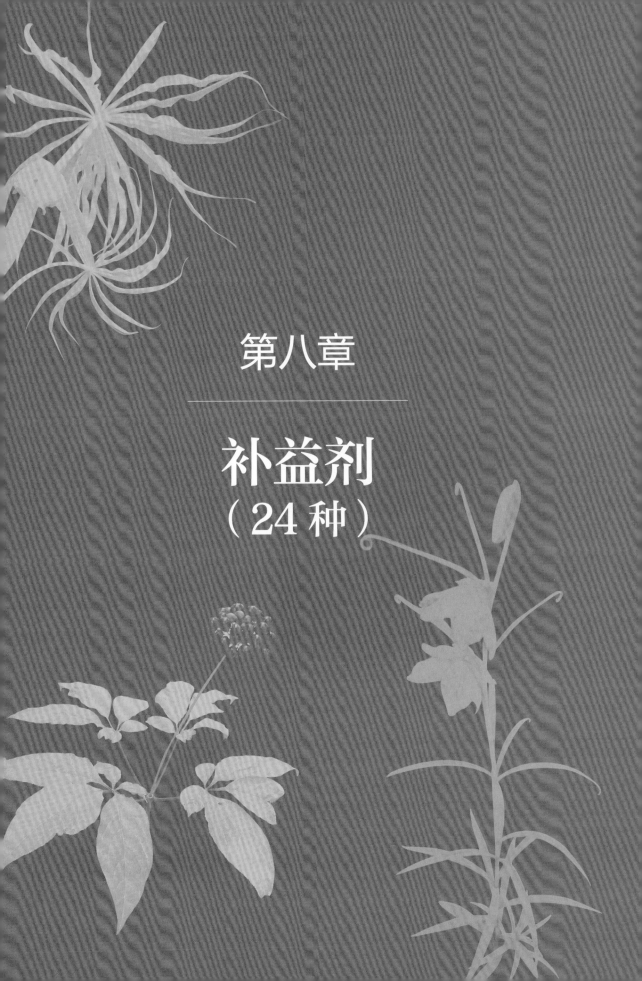

第一节　补气剂（8种）

sì jūn zǐ tāng
四君子汤

《太平惠民和剂局方》

人参

方歌

人参甘温补元气，
白术健脾燥湿奇。
茯苓健脾且渗湿，
甘草补脾和中气。
中和之气君子气，
甘温和缓补脾剂。
脾胃气虚面萎黄，
语声低微常短气。
食少便溏舌质淡，
双脉虚缓效可期。

【组成】人参 9g，茯苓 9g，白术 9g，甘草 6g。

【功用】益气健脾。

【主治】脾胃气虚证。面色萎黄，语声低微，气短乏力，食少便溏，舌淡苔白，脉虚缓。

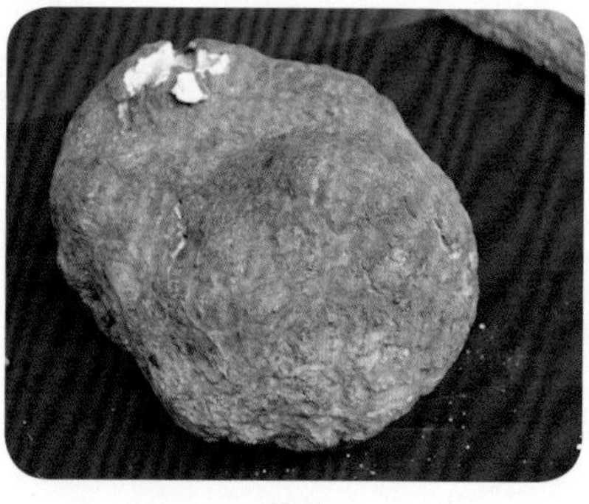

茯苓

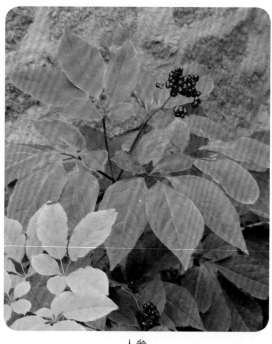

【附方】异功散

yì gōng sǎn

《小儿药证直诀》

方歌

人参甘温补元气，
白术健脾燥湿奇。
茯苓健脾且渗湿，
陈皮甘草健中气。
生姜和胃又止呕，
大枣补脾益中气。
脾胃气虚气滞证，
胃纳不香功效奇。

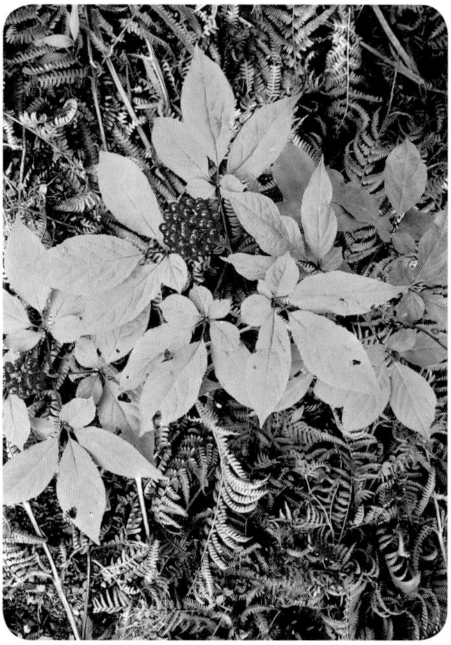

人参

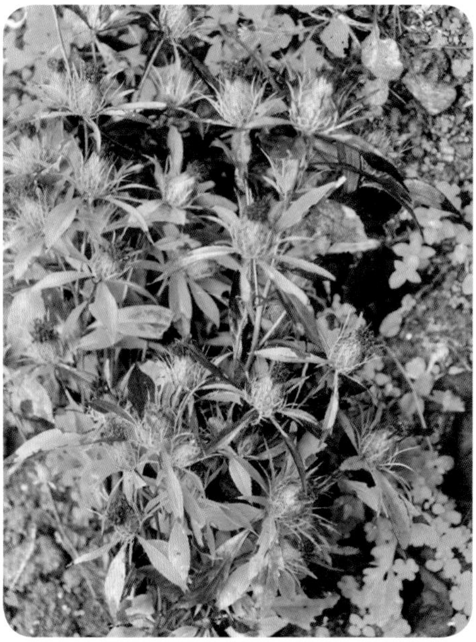

白术

【组成】人参6g，茯苓6g，白术6g，陈皮6g，甘草6g，生姜5片，大枣2枚。

【功用】益气健脾，行气化滞。

【主治】脾胃气虚兼气滞证。胃脘闷滞，不思饮食，大便溏薄，或呕吐、泄泻等。

【附方】六君子汤

liù jūn zǐ tāng

《医学正传》

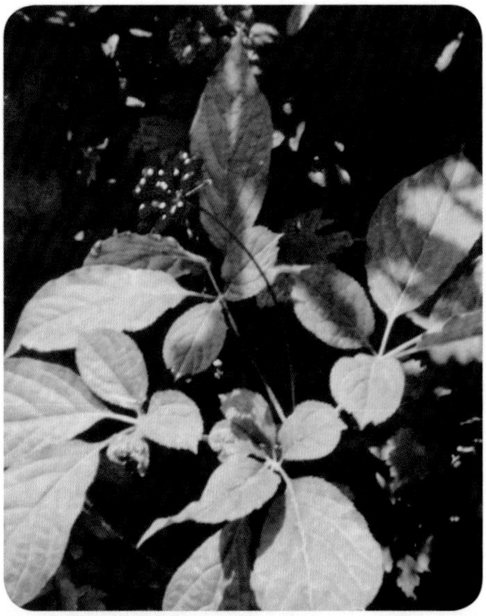

人参

【组成】人参 3g，茯苓 3g，白术 5g，甘草 3g，陈皮 3g，半夏 5g，生姜 3 片，大枣 2 枚。

【功用】益气健脾，燥湿化痰。

【主治】脾胃气虚兼痰湿证。食少便溏，胸脘痞闷，呕逆等。

方歌

参苓术草性中庸，
补脾益气效从容。
脾胃气虚消化弱，
纳差便溏此方宗。
脘腹胀满渐轻松，
加陈姜枣名异功。
再加半夏为六君，
补气祛痰效更宏。
后天之本为脾胃，
扶正固本真英雄。

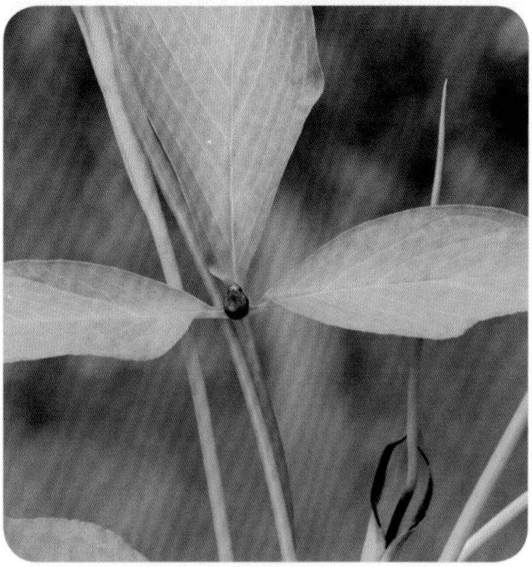

半夏

古方歌

四君子汤中和义，参术茯苓甘草比，
益以夏陈名六君，祛痰补益气虚饵，
除却半夏名异功，或加香砂气滞使。

shēn líng bái zhú sǎn

参苓白术散

《太平惠民和剂局方》

方歌

人参白术和茯苓，
健脾益气渗湿灵。
山药莲子及扁豆，
薏苡健脾泄泻停。
砂仁醒脾桔梗升，
甘草和中调药性。
脾虚湿盛脘痞证，
肠鸣腹泻无踪影。

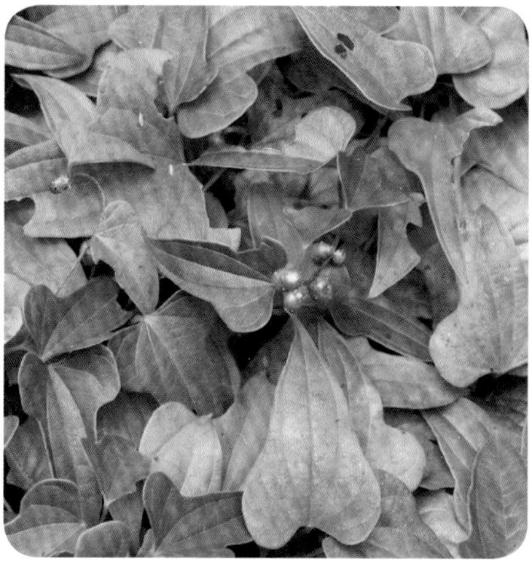

山药

莲子

【组成】人参 15g，白术 15g，白茯苓 15g，山药 15g，莲子肉 9g，白扁豆 12g，薏苡仁 9g，缩砂仁 6g，桔梗 6g，甘草 10g。

【功用】益气健脾，渗湿止泻。

【主治】脾虚湿盛证。气短乏力，饮食不化，胸脘痞闷，肠鸣泄泻，面色萎黄，形体消瘦，四肢乏力，舌质淡苔白腻，脉虚缓。亦可用治肺脾气虚，湿痰咳嗽。

古方歌

参苓白术扁豆陈，山药甘莲砂薏仁，
桔梗上浮兼保肺，枣汤调服益脾神。

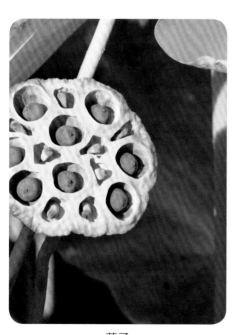

bǔ zhōng yì qì tāng

补中益气汤

《内外伤辨惑论》

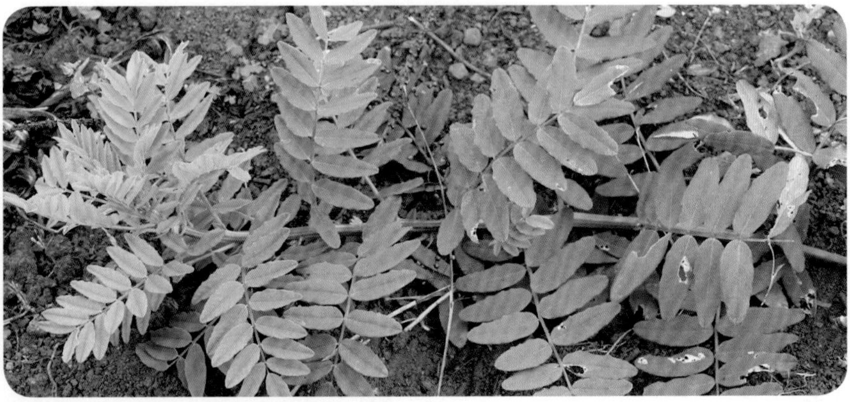

黄芪

方歌

黄芪善于补元气，
益气固表补卫气。
参草补脾且益气，
营血亏虚当归济。
白术陈皮和胃气，
升柴举陷扶正气。
脾胃气虚下陷证，
食少身倦无力气。
脱肛子宫脱垂证，
久泻崩漏效可期。
更有气虚发热证，
甘温除热效神奇。

【组成】黄芪 18g，人参 6g，炙甘草 9g，当归身 3g，白术 9g，陈皮 6g，升麻 6g，柴胡 6g。

【功用】补中益气，升阳举陷。

【主治】1. 脾胃气虚证。饮食减少，体倦肢软，少气懒言，面色萎黄，大便稀薄，脉虚软。

2. 气虚下陷证。脱肛，子宫脱垂，久泻久痢，崩漏，伴气短乏力，舌淡，脉虚。

3. 气虚发热证。身热自汗，渴喜热饮，气短乏力，舌淡，脉虚大无力。

古方歌

补中益气芪术陈，升柴参草当归身，
虚劳内伤功独擅，亦治阳虚外感因。

yù píng fēng sǎn

玉屏风散

《究原方》，录自《医方类聚》

方歌

玉屏风散用黄芪，
益气固表实卫气。
白术益气又健脾，
辅助黄芪扶正气。
防风走表防风邪，
表虚自汗功效奇。
汗出恶风腠理虚，
扶正固本防邪气。

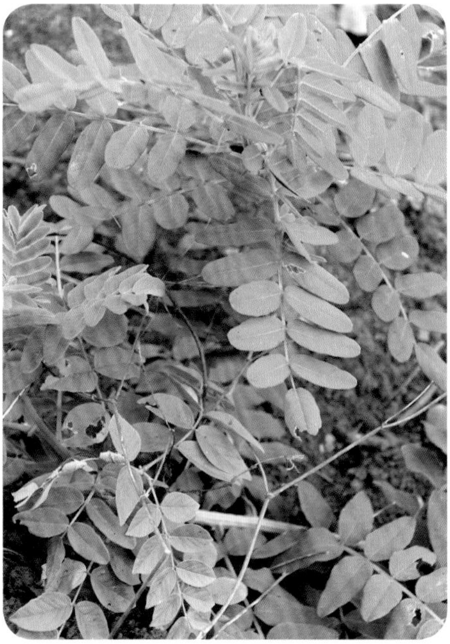

黄芪

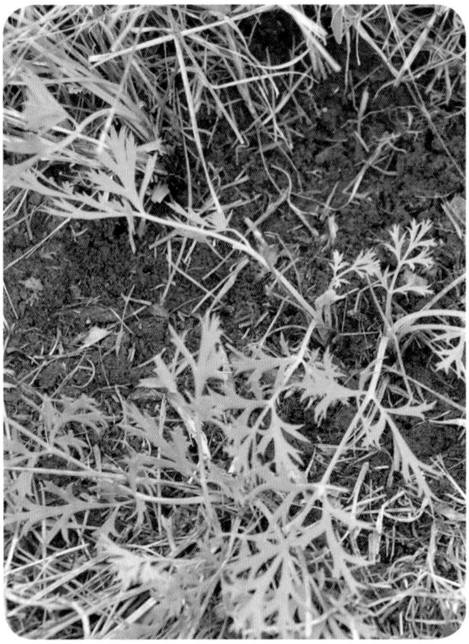

防风

【组成】黄芪 30g，白术 30g，防风 15g。

【功用】益气固表止汗。

【主治】表虚自汗。汗出恶风，面色㿠白，舌淡苔薄白，脉浮虚。亦治虚人腠理不固，易于感冒。

古方歌

玉屏风散用防风，黄芪相畏效相成，
白术益气更实卫，表虚自汗服之应。

shēng mài sǎn
生脉散

《医学启源》

人参

方歌

大补元气用人参，
养阴生津麦冬寻。
参麦止渴又生津，
敛阴止汗五味增。
神疲汗多伤气阴，
提振人体精气神，
药简力雄效可信。

【组成】人参 9g，麦冬 9g，五味子 6g。

【功用】益气生津，敛阴止汗。

【主治】1. 温热、暑热、耗气伤阴证。汗多神疲，体倦乏力，气短懒言，咽干口渴，舌干红少苔，脉虚数。

2. 久咳伤肺，气阴两虚证。干咳少痰，短气自汗，口干舌燥，脉虚数。

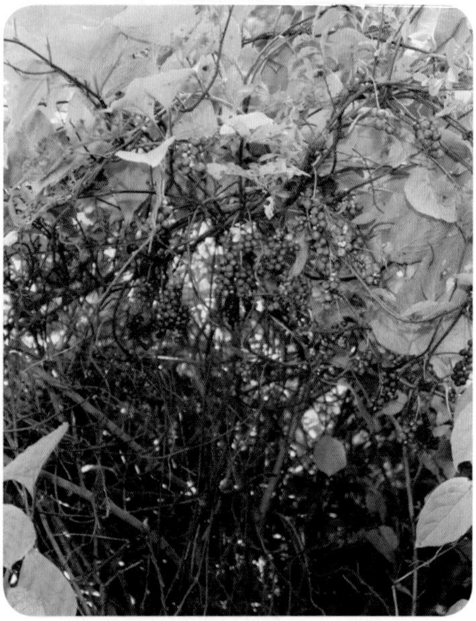
五味子

古方歌

生脉麦冬五味参，保肺清心治暑淫，
气少汗多兼口渴，病危脉绝急煎斟。

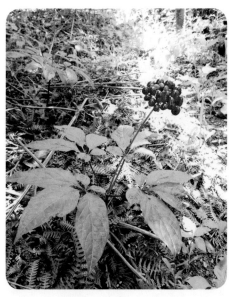

rén shēn gé jiè sǎn
人参蛤蚧散

《博济方》

方歌

参蛤大补肺脾肾，
补虚定喘效真神。
杏仁降气且平喘，
苓草健脾痰自尽。
清肺润燥知贝母，
桑皮泻肺湿下渗。
补肺益肾定喘嗽，
痰热咳喘此方珍。

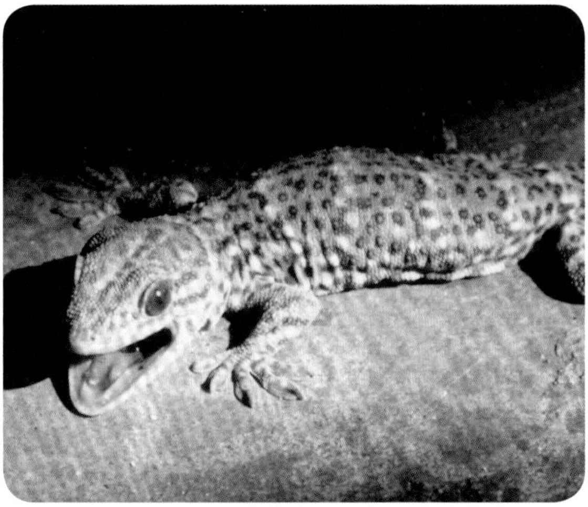

蛤蚧

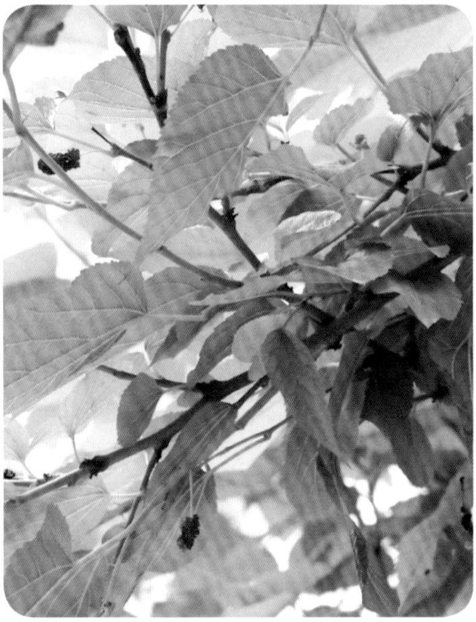

桑白皮

【组成】人参6g，蛤蚧30g，大杏仁18g，茯苓6g，炙甘草15g，知母6g，贝母6g，桑白皮6g。

【功用】补肺益肾，止咳定喘。

【主治】肺肾气虚，痰热咳喘证。咳嗽气喘，痰稠色黄，胸中烦热，身体羸瘦，或遍身浮肿，脉浮虚。

古方歌

人参蛤蚧作散服，杏苓桑皮草二母，
肺肾气虚蕴痰热，咳喘痰血一并除。

第二节　补血剂（4种）

四物汤
sì wù tāng

《仙授理伤续断秘方》

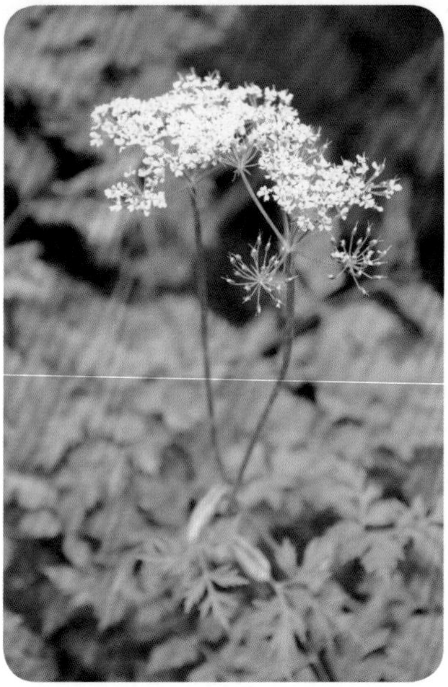
川芎

方歌

熟地滋阴补血强，
当归补血和血良。
白芍养血且敛阴，
川芎活血气血畅。
营血虚滞面无华，
头晕目眩且失眠。
补血和血调月经，
血家百病此方良。

【组成】熟地黄 15g，白芍 9g，当归 9g，川芎 6g。

【功用】补血和血。

【主治】营血虚滞证。头晕目眩，心悸失眠，面色无华，月经不调，量少或经闭不行，腹作痛，舌淡，脉细弦或细涩。

古方歌

四物地芍与归芎，血家百病此方通，
补血调血理冲任，加减运用在其中。

【附方】十全大补汤

shí quán dà bǔ tāng

《太平惠民和剂局方》

方歌

参术苓草四君汤，
地芍归芎四物汤。
四君益气并健脾，
四物补血调营佳。
调理脾胃姜枣加，
益气补血八珍汤。
气血两虚面萎黄，
头晕目眩且心慌。
再加黄芪与肉桂，
十全大补效更佳。

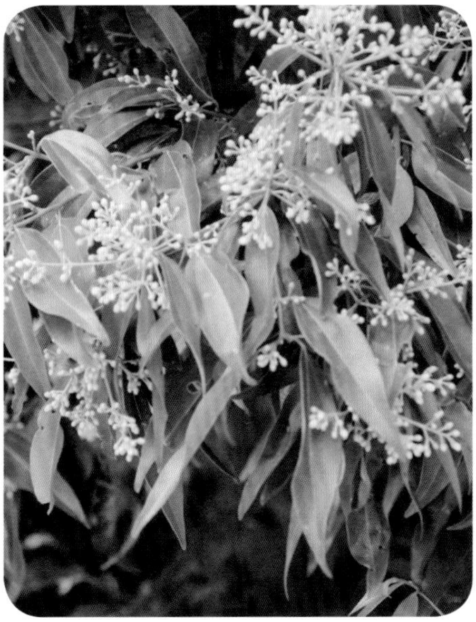

肉桂

【组成】人参6g，白茯苓9g，白术9g，炙甘草3g，熟地黄12g，白芍药9g，当归9g，川芎6g，生姜3片，大枣2枚，黄芪12g，肉桂3g。

【功用】益气补血。

【主治】气血两虚证。面色萎黄无华，头晕目眩，四肢倦怠，气短懒言，心悸怔忡，舌淡苔薄白，脉细弱或虚大无力。

dāng guī bǔ xuè tāng
当归补血汤

《内外伤辨惑论》

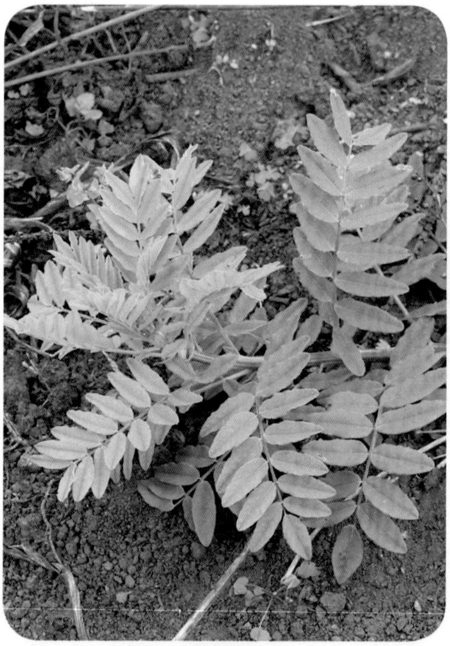
黄芪

方歌

大补元气用黄芪，
养血和营当归济。
气血互生为常理，
阳生阴长要牢记。
芪归比例五比一，
气旺血生真神奇。
血虚发热面色红，
烦渴欲饮效可期。
若与白虎做比较，
一虚一实就明晰。

【组成】黄芪 30g，当归 6g。

【功用】补气生血。

【主治】血虚发热证。肌热面红，烦渴欲饮，脉洪大而虚，重按无力。亦治妇人经期、产后血虚发热头痛，或疮疡溃后，久不愈合者。

古方歌

当归补血东垣笺，黄芪一两归二钱，
血虚发热口烦渴，脉大而虚此方煎。

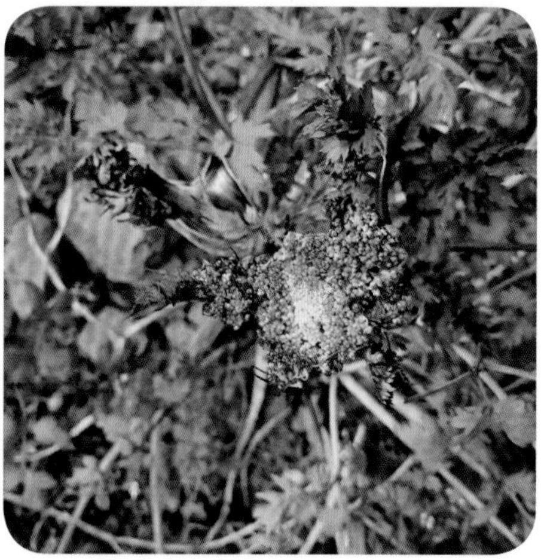
当归

guī pí tāng

归脾汤

《重订严氏济生方》

方歌

参芪术草补脾气，
龙眼补脾养心气。
当归枣仁养心血，
远志宁神益智奇。
木香茯苓能醒脾，
姜枣调中扶正气。
心脾两虚诸多证，
心悸失眠效可期。

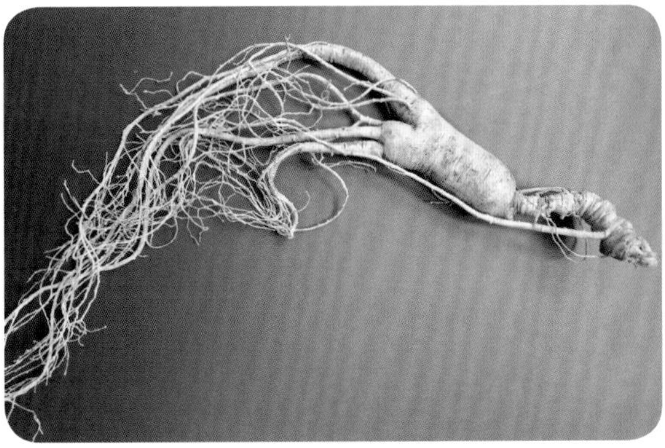

人参

【组成】人参 9g，黄芪 18g，白术 18g，甘草 6g，龙眼肉 18g，当归 3g，酸枣仁 18g，远志 3g，木香 9g，白茯苓 18g，生姜 5 片，大枣 1 枚。

【功用】益气补血，健脾养心。

【主治】1. 心脾气血两虚证。心悸怔忡，健忘失眠，盗汗虚热，食少体倦，面色萎黄，舌淡，苔薄白，脉细弱。

2. 脾不统血证。便血，皮下紫癜，妇女崩漏，月经超前，量多色淡，或淋漓不止，舌淡，脉细弱。

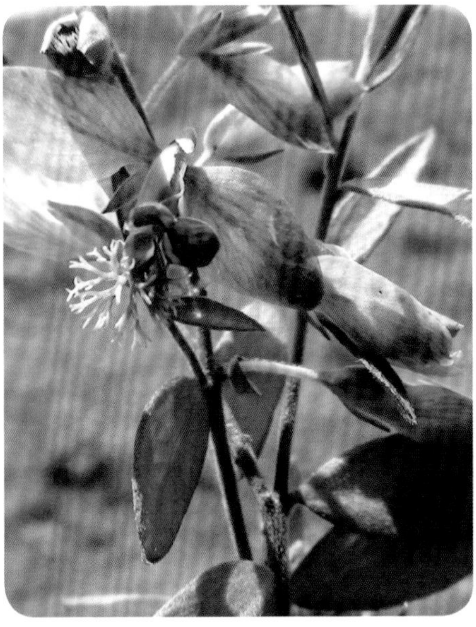

远志

古方歌

归脾汤用术参芪，归草茯神远志随，
酸枣木香龙眼肉，煎加姜枣益心脾。

第三节　气血双补剂（2种）

八珍汤
bā zhēn tāng

《瑞竹堂经验方》

方歌

参术苓草四君汤，
地芍归芎四物汤。
四君益气并健脾，
四物补血调营佳。
调理脾胃姜枣加，
益气补血八珍汤。
气血两虚面萎黄，
头晕目眩且心慌，
气血充盈保健康。

【组成】人参10g，白术10g，白茯苓10g，炙甘草5g，熟地黄10g，白芍10g，当归10g，川芎10g，生姜3片，大枣5枚。

【功用】益气补血。

【主治】气血两虚证。面色萎黄无华，头晕目眩，四肢倦怠，气短懒言，心悸怔忡，舌淡苔薄白，脉细弱或虚大无力。

古方歌

气血双补八珍汤，四君四物合成方，
煎加姜枣调营卫，气血亏虚服之康。

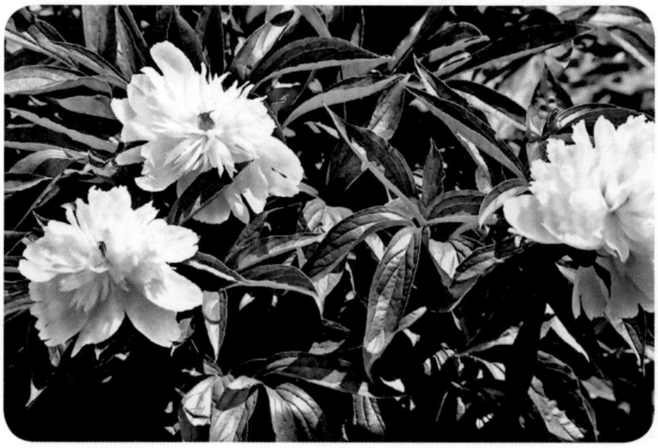

白芍

炙甘草汤（又名复脉汤）

zhì gān cǎo tāng　fù mài tāng

《伤寒论》

方歌

生地养血又滋阴，
炙草益气又养心。
麦冬阿胶养心阴，
麻仁润燥为陪衬。
参枣补中又益气，
桂姜清酒心气振。
阴血不足阳气虚，
心动悸与脉结代，
虚劳肺痿疗效珍。

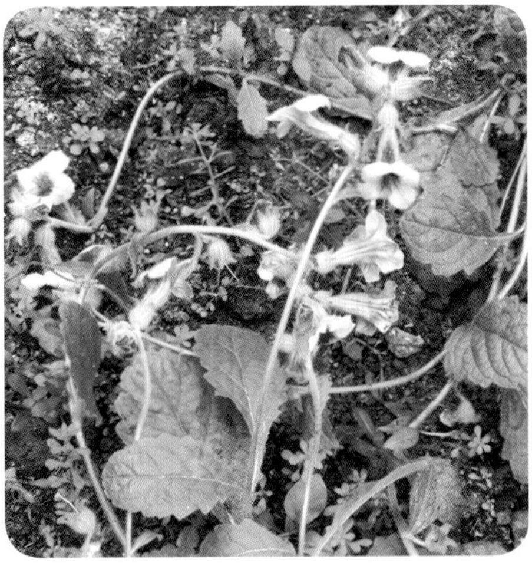

生地黄

甘草

【组成】生地黄 50g，炙甘草 12g，麦冬 10g，阿胶 6g，麻仁 10g，人参 6g，大枣 10 枚，桂枝 9g，生姜 9g。

【功用】滋阴养血，益气温阳，复脉定悸。

【主治】1. 阴血不足，阳气虚弱证。脉结代，心动悸，虚羸少气，舌光少苔，或质干而瘦小者。

2. 虚劳肺痿。咳嗽无痰，涎唾多，形瘦短气，虚烦不眠，自汗盗汗，咽干舌燥，大便干结，脉虚数。

古方歌

炙甘草汤参姜桂，麦冬生地与麻仁，
大枣阿胶加酒服，虚劳肺痿效如神。

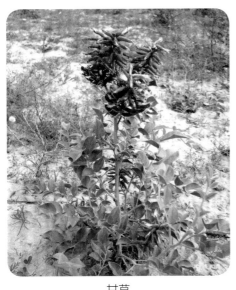

第四节　补阴剂（7种）

六味地黄丸
liù wèi dì huáng wán

《小儿药证直诀》

方歌

熟地善于补肾精，
山萸补肝填肾精。
山药益气补脾肾，
泽泻利湿泄浊灵。
丹皮凉血泻相火，
茯苓健脾湿浊清。
三补三泻补为主，
滋阴补肾且填精。
腰膝酸软头眩晕，
口干咽燥效可珍。

【组成】熟地黄 24g，山茱萸 12g，山药 12g，泽泻 9g，牡丹皮 9g，白茯苓 9g。

【功用】填精滋阴补肾。

【主治】肾阴精不足证。腰膝酸软，头目眩晕，视物昏花，耳鸣耳聋，盗汗，遗精，消渴，骨蒸潮热，手足心热，舌燥咽痛，牙齿动摇，足跟作痛，以及小儿囟门不合，舌红少苔，脉细数。

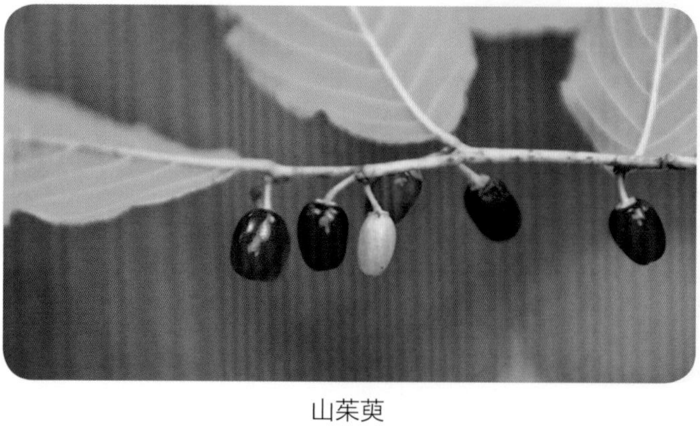

山茱萸

zhī bǎi dì huáng wán
【附方】知柏地黄丸

《医方考》

方歌

熟地山药山茱萸，
茯苓泽泻丹皮随。
三补三泻补为主，
滋阴补肾又填髓。
阴虚火旺加知柏，
养阴明目杞菊追。
敛肺补肾加五味，
补肾纳气此方殊。

泽泻

【组成】熟地黄 24g，干山药 12g，山萸肉 12g，白茯苓 9g，泽泻 9g，牡丹皮 9g，知母 6g，黄柏 6g。

【功用】滋阴降火。

【主治】肝肾阴虚，虚火上炎证。骨蒸劳热，虚烦盗汗，腰脊酸痛，遗精等。

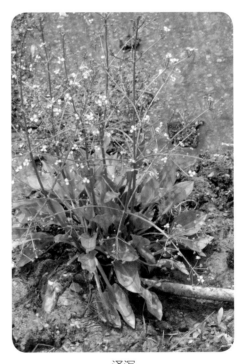

【附方】杞菊地黄丸 qǐ jú dì huáng wán

《麻疹全书》

【组成】熟地黄24g，干山药12g，山萸肉12g，白茯苓9g，泽泻9g，牡丹皮9g，枸杞9g，菊花9g。

【功用】滋肾养肝明目。

【主治】肝肾阴虚证。两目昏花，视物模糊，或眼睛干涩，迎风流泪等。

【附方】都气丸 dū qì wán

《症因脉治》

【组成】熟地黄24g，干山药12g，山萸肉12g，白茯苓9g，泽泻9g，牡丹皮9g，五味子6g。

【功用】滋肾纳气。

【主治】肾虚咳喘证。咳嗽气喘，呃逆，滑精，腰痛等。

古方歌

六味地黄益肾肝，茱薯丹泽地苓专，
阴虚火旺加知柏，养肝明目杞菊煎，
若加五味成都气，再入麦冬长寿丸。

dà bǔ yīn wán
大补阴丸

dà bǔ wán
（原名大补丸）

《丹溪心法》

方歌

熟地滋阴益精髓，
龟甲滋阴配猪髓。
黄柏善于泻相火，
知母滋阴相火驱。
阴虚火旺且骨蒸，
盗汗遗精心烦除。

【组成】熟地黄 18g，龟甲 18g，黄柏 12g，知母 12g，猪骨髓（蒸透）。

【功用】滋阴降火。

【主治】阴虚火旺证。骨蒸潮热，盗汗遗精，咳嗽咯血，心烦易怒，足膝疼热或痿软，舌红少苔，尺脉数而有力。

古方歌

大补阴丸熟地黄，龟甲知柏合成方，
猪髓蒸熟炼蜜丸，滋阴降火效力强。

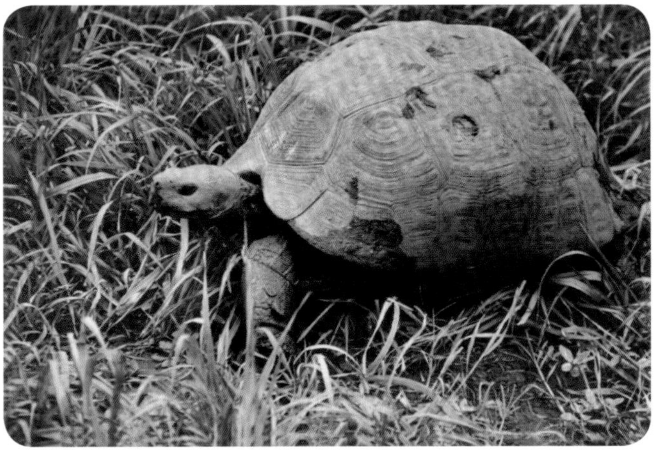

龟甲

yī guàn jiān
一贯煎

《续名医类案》

生地黄

方歌

重用生地养肝肾，
枸杞滋养肝肾阴。
当归补血又和血，
沙参麦冬养肺津。
川楝疏肝却有毒，
常服伤肝要谨慎。
肝肾阴虚郁滞证，
胸脘胁痛渐减轻。

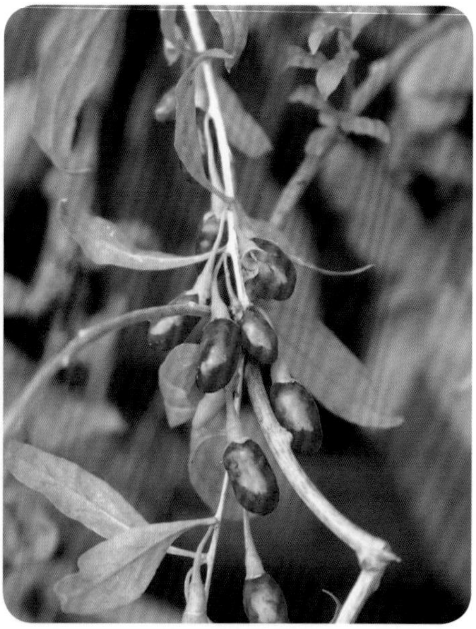

枸杞子

【组成】生地黄 18g，枸杞子 9g，当归身 9g，北沙参 9g，麦冬 9g，川楝子 6g。

【功用】滋阴疏肝。

【主治】肝肾阴虚，肝气郁滞证。胸脘胁痛，吞酸吐苦，咽干口燥，舌红少津，脉细弱或虚弦。亦治疝气瘕聚。

古方歌

一贯煎中用地黄，沙参枸杞麦冬襄，
当归川楝水煎服，阴虚肝郁是妙方。

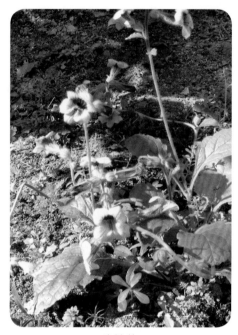

yì　wèi　tāng

益胃汤

《温病条辨》

方歌

生地麦冬善养阴，
清热润燥且生津。
沙参玉竹养阴津，
冰糖滋养肺胃阴。
胃阴不足饥不食，
口干咽燥效尤增。

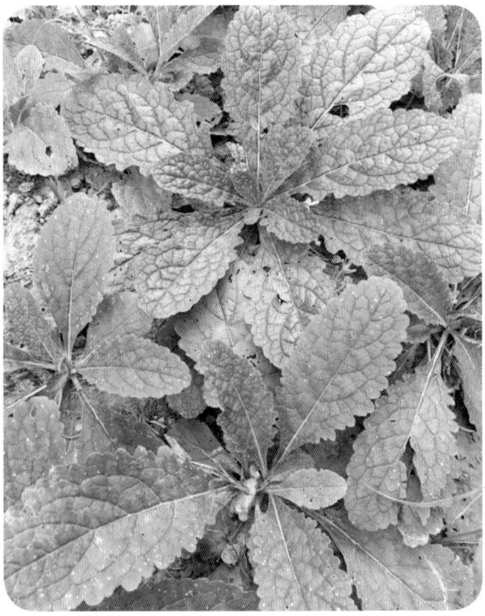

细生地

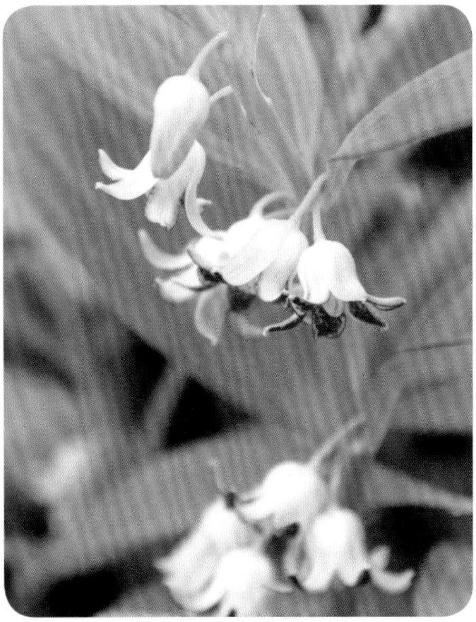

玉竹

【组成】细生地 15g，麦冬 15g，沙参 9g，玉竹 5g，冰糖 3g。

【功用】养阴益胃。

【主治】胃阴不足证。饥不欲食，口干咽燥，大便干结，舌红少苔，脉细数者。

古方歌

益胃汤能养胃阴，冰糖玉竹与沙参，
麦冬生地同煎服，甘凉滋润生胃津。

第五节 补阳剂（1种）

肾气丸

shèn qì wán

（又名八味肾气丸、崔氏八味丸）

bā wèi shèn qì wán cuī shì bā wèi wán

《金匮要略》

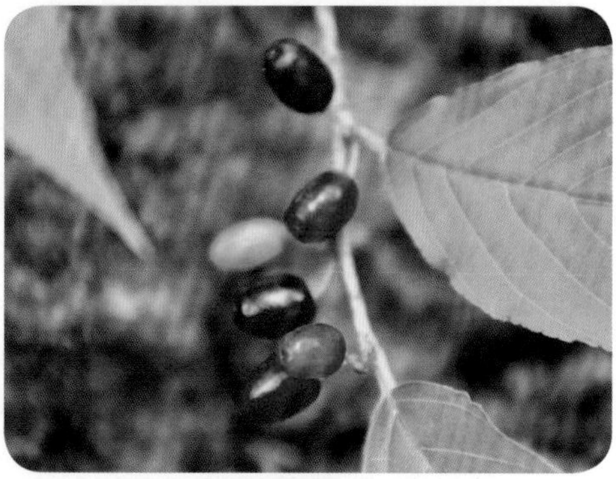

山茱萸

【组成】熟地黄 24g，山茱萸 12g，山药 12g，茯苓 9g，附子 3g，桂枝 3g，泽泻 9g，牡丹皮 9g。

【功用】补肾助阳，化生肾气。

【主治】肾阳气不足证。腰痛脚软，身半以下常有冷感，少腹拘急，小便不利，或小便反多，入夜尤甚，阳痿早泄，舌淡而胖，脉虚弱，尺部沉细，以及痰饮，水肿，消渴，脚气，转胞等。

古方歌

金匮肾气治肾虚，地黄怀药及山萸，
丹皮苓泽加附桂，引火归原热下趋。

方歌

熟地补肾益精髓，
山萸固精肾气随。
山药茯苓补脾肾，
附子桂枝善温煦。
泽泻丹皮相火去，
肾气虚衰功尤殊。

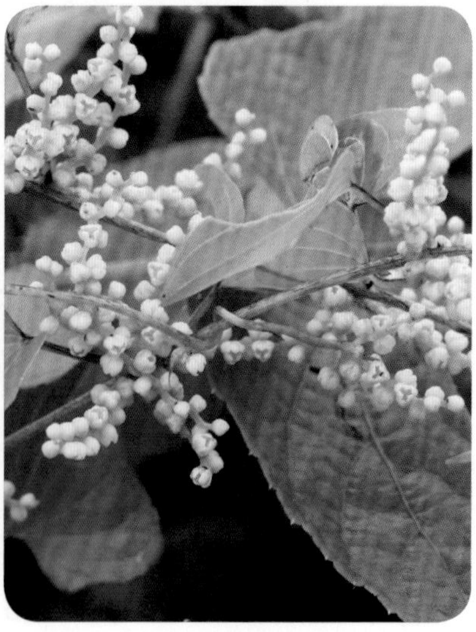

山药

第六节　阴阳并补剂（2种）

龟鹿二仙胶
guī lù èr xiān jiāo

《医便》

方歌

龟鹿峻补阴与阳，
填精补髓精血强。
参杞补气又养血，
精生气旺促神昌。
真元虚损精血亏，
阳痿遗精腰膝凉。
形神虚衰已提前，
耳目失聪服之良。
善补三宝精气神，
延年益寿此方宜。

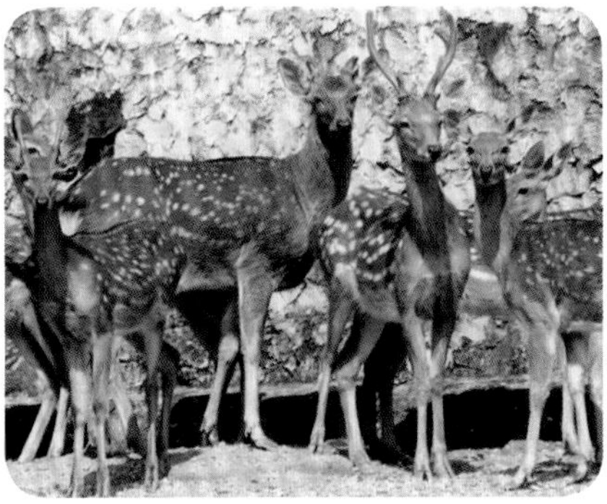

鹿角

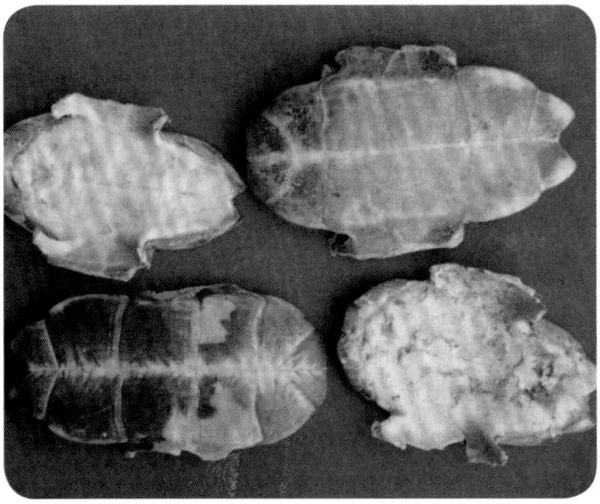

龟甲

【组成】龟甲 2500g，鹿角 5000g，人参 450g，枸杞子 900g。
现代用法：熬胶每服 5 ~ 10g，烊化服。

【功用】滋阴填精，益气壮阳。

【主治】真元虚损，精血不足证。形体消瘦，阳痿遗精，两目昏花，腰膝酸软，发脱齿摇，久不孕育。

古方歌

龟鹿二仙最守真，补人三宝精气神，
人参枸杞和龟鹿，益寿延年实可珍。

qī bǎo měi rán dān

七宝美髯丹

《本草纲目》，引自《积善堂方》

方歌

赤白首乌补肝肾，
益精壮骨功效增。
赤白茯苓补肺脾，
益气宁心亦安神。
枸杞菟丝补肝肾，
骨脂温阳肾气振。
当归补血又养肝，
牛膝活血又强筋。
肝肾不足须发白，
齿牙动摇此方珍。

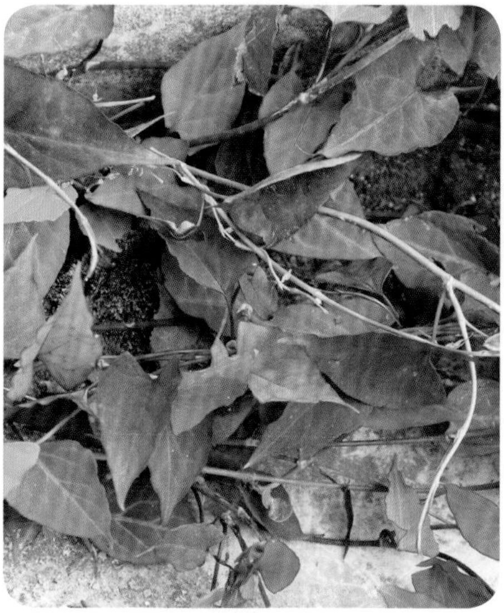

何首乌

【组成】赤何首乌、白何首乌各500g，赤茯苓、白茯苓各500g，枸杞子250g，菟丝子250g，补骨脂120g，当归250g，牛膝250g。

现代用法：为蜜丸，每服9g，日服2次。

【功用】补益肝肾，乌发壮骨。

【主治】肝肾不足证。须发早白，脱发，齿牙动摇，腰膝酸软，梦遗滑精，肾虚不育等。

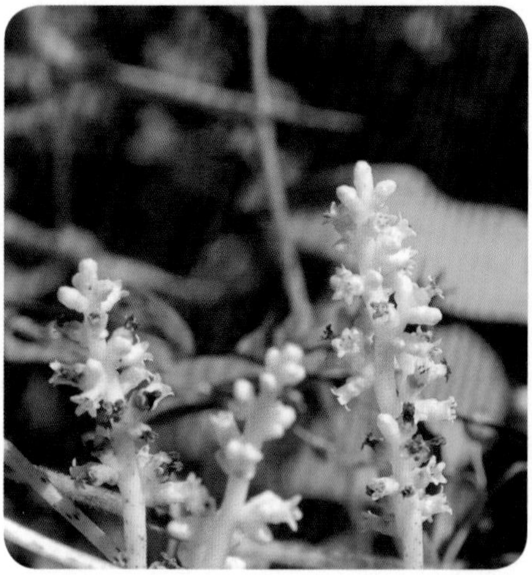

菟丝子

古方歌

七宝美髯何首乌，菟丝牛膝茯苓俱，
骨脂枸杞当归合，专益肝肾精血虚。

第九章

固涩剂
（9 种）

第一节　固表止汗剂（1种）

mǔ　lì　sǎn
牡蛎散

《太平惠民和剂局方》

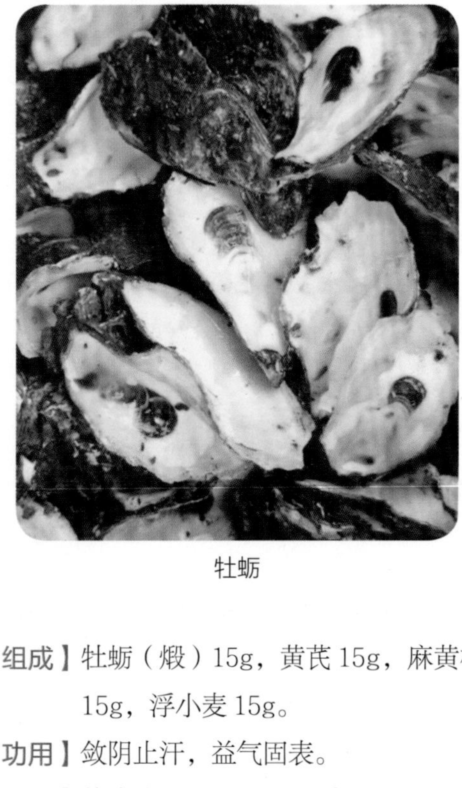

牡蛎

方歌

敛阴潜阳煅牡蛎，
固表止汗很得力。
益气固表用黄芪，
自汗盗汗能固摄。
收敛止汗麻黄根，
小麦养心治心悸。
体虚自汗盗汗证，
汗多心悸常惊惕。

【组成】牡蛎（煅）15g，黄芪15g，麻黄根15g，浮小麦15g。

【功用】敛阴止汗，益气固表。

【主治】体虚自汗、盗汗证。自汗盗汗，夜卧尤甚，久而不止，心悸惊惕，短气烦倦，舌淡红，脉细弱。

古方歌

牡蛎散内用黄芪，浮麦麻黄根最宜，
自汗盗汗心液损，固表敛汗见效奇。

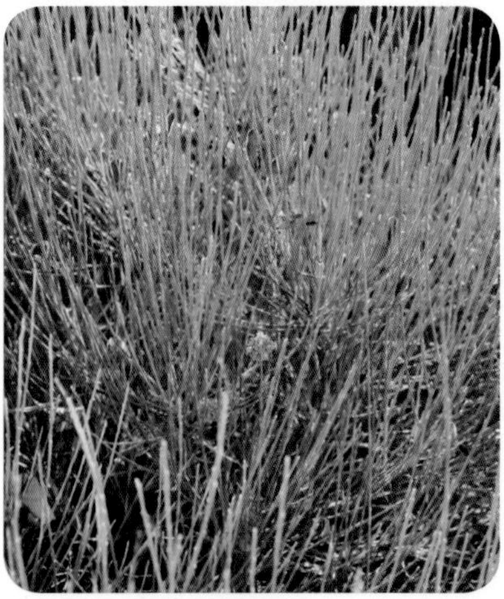

麻黄根

第二节 敛肺止咳剂（1种）

jiǔ xiān sǎn

九仙散

《卫生宝鉴》

方歌

敛肺止咳罂粟壳，
超量久服毒隐藏。
五味乌梅来帮忙，
人参阿胶气阴旺。
款冬桑皮治久咳，
贝母桔梗咳痰爽。
久咳不已气喘作，
敛肺止咳治久咳，
久咳伤肺服之瘥。

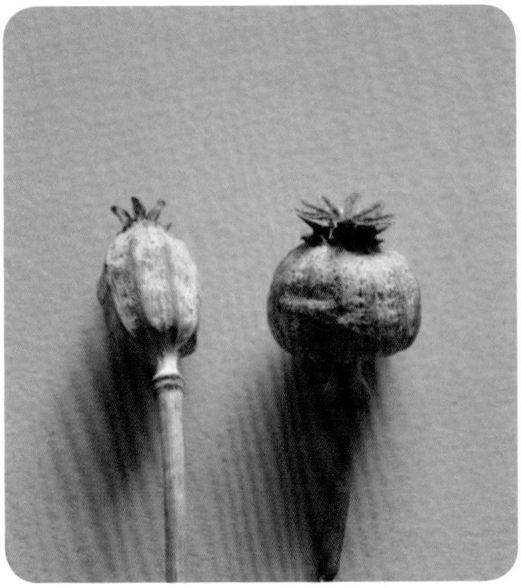

罂粟壳

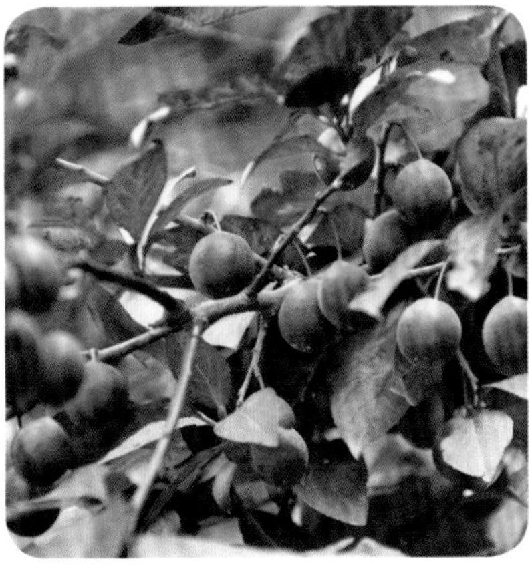

乌梅

【组成】罂粟壳 9g，五味子 12g，乌梅 12g，人参 12g，阿胶 12g，款冬花 12g，桑白皮 12g，贝母 6g，桔梗 12g。

【功用】敛肺止咳，益气养阴。

【主治】久咳伤肺，气阴两伤证。咳嗽日久不已，咳甚则气喘自汗，痰少而黏，脉虚数。

古方歌

九仙罂粟乌梅味，参胶桑皮款桔贝，
敛肺止咳益气阴，久咳肺虚效堪慰。

第三节 涩肠固脱剂（2种）

sì shén wán

四神丸

《证治准绳》

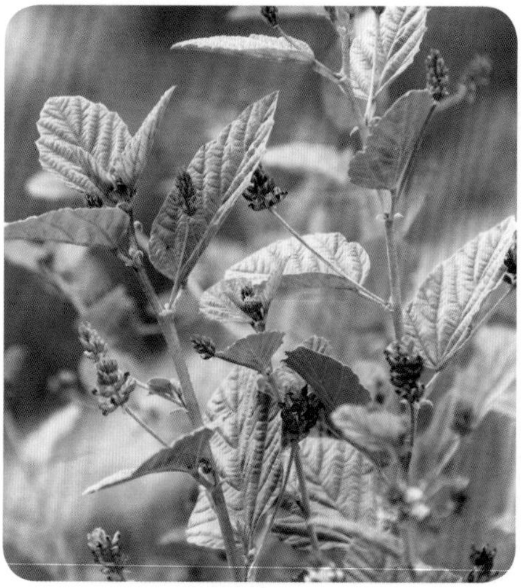

补骨脂

方歌

温补命门补骨脂，
温脾暖胃肉蔻至。
温肾暖脾吴茱萸，
固肾涩肠五味子。
姜枣温脾又暖胃，
脾肾阳虚五更泻，
久泻不愈此方施。

【组成】补骨脂 12g，肉豆蔻 6g，吴茱萸 3g，五味子 6g，生姜 6g，大枣 10 枚。

【功用】温肾暖脾，固肠止泻。

【主治】脾肾阳虚之五更泻。五更泄泻，不思饮食，食不消化，或久泻不愈，腹痛喜温，腰酸肢冷，神疲乏力，舌淡，苔薄白，脉沉迟无力。

古方歌

四神故纸吴茱萸，肉蔻五味四般须，
大枣百枚姜八两，五更肾泄火衰扶。

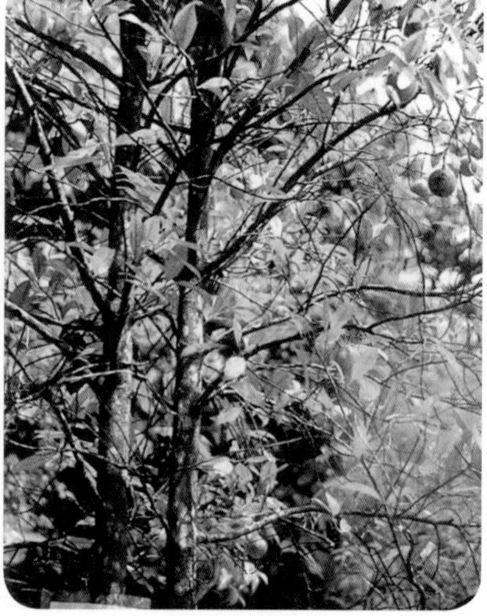

肉豆蔻

驻车丸
zhù chē wán

《延年秘录》，录自《外台秘要》

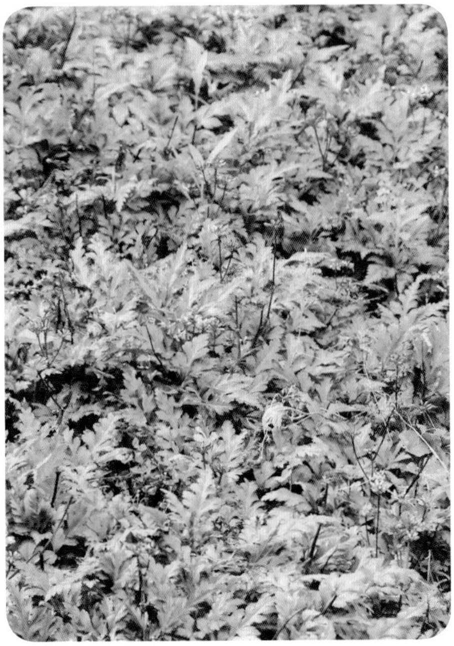

黄连

方歌

黄连清热燥湿好，
阿胶当归养血妙。
干姜温中且祛湿，
久痢不止阴血耗。
便下脓血心烦热，
腹痛绵绵真难熬。
清热燥湿养阴血，
久痢赤白此方疗。

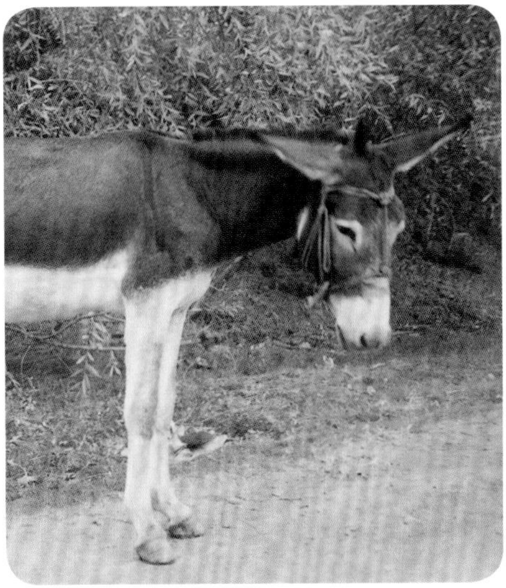

阿胶（驴皮所制）

【组成】黄连 18g，阿胶 9g，当归 9g，干姜 6g。

现代用法：每服 6 ~ 9g，每日 2 ~ 3 次。

【功用】清热燥湿，养阴止痢。

【主治】大冷洞痢肠滑，下赤白如鱼脑，日夜无节度，腹痛不可堪忍者。

古方歌

驻车丸用姜二两，当归阿胶各三两，
六两黄连重一般，阴虚久痢奏效良。

第四节　涩精止遗剂（3种）

jīn suǒ gù jīng wán
金锁固精丸

《医方集解》

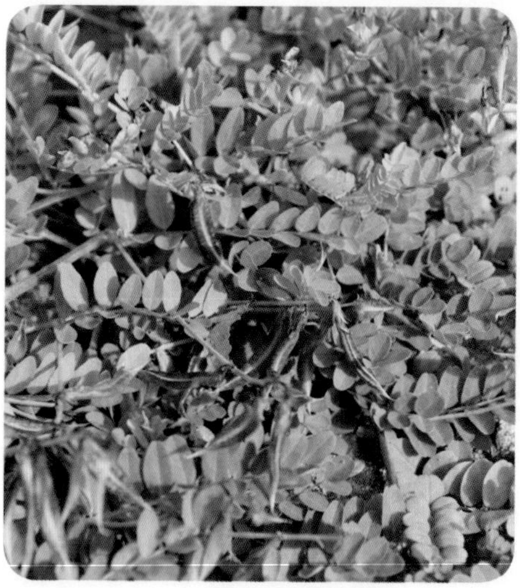
沙苑蒺藜

方歌

沙苑蒺藜补肾精，
莲肉补肾且涩精。
莲须固肾又涩精，
芡实益肾亦固精。
龙牡收涩又安神，
肾虚不固常遗精。
腰酸肢软且耳鸣，
补肾涩精此方灵。

【组成】沙苑蒺藜 12g，莲子肉 10g，莲须 12g，芡实 12g，龙骨 6g，牡蛎 6g。

【功用】补肾涩精。

【主治】肾虚不固之遗精。遗精滑泄，腰痛耳鸣，四肢酸软，神疲乏力，舌淡苔白，脉细弱。

古方歌

金锁固精芡实研，莲须龙牡沙苑填，
莲粉糊丸盐汤下，肾虚精滑此方先。

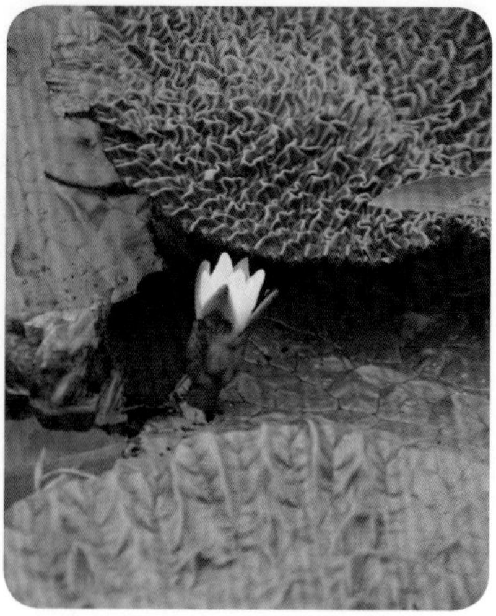
芡实

sāng piāo xiāo sǎn

桑螵蛸散

《本草衍义》

方歌

补肾固精桑螵蛸，
人参龙骨龟甲添。
归茯远志调心肾，
心肾相交为高招。
开窍益智石菖蒲，
心神恍惚总能消。
调补心肾且固精，
遗精遗尿服之瘳。

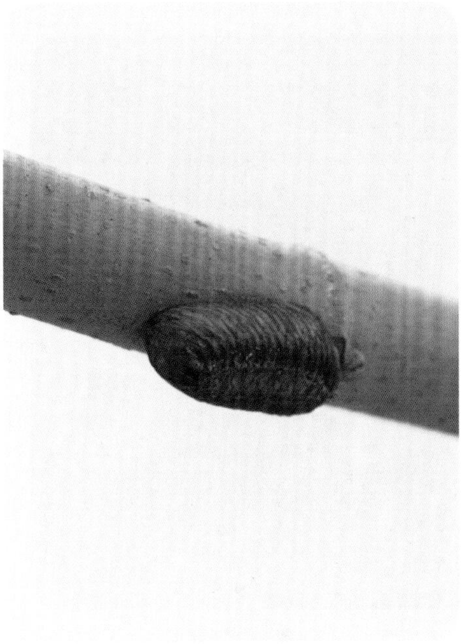

桑螵蛸

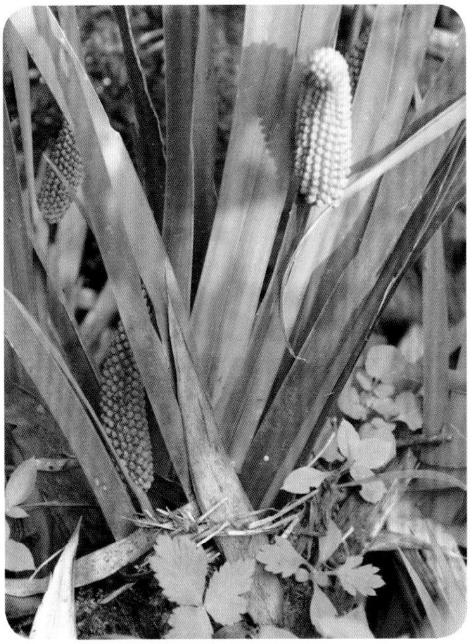

石菖蒲

【组成】桑螵蛸10g，人参10g，龙骨10g，龟甲10g，当归10g，茯神10g，远志10g，石菖蒲10g。

【功用】调补心肾，涩精止遗。

【主治】心肾两虚证。小便频数，或尿如米泔色，或遗尿，或遗精，精神恍惚，健忘，舌苔淡白，脉细弱。

古方歌

桑螵蛸散用龙龟，参茯菖远及当归，
尿频遗尿精不固，滋肾宁心法勿违。

缩泉丸（原名固真丹）

suō quán wán　gù zhēn dān

《魏氏家藏方》

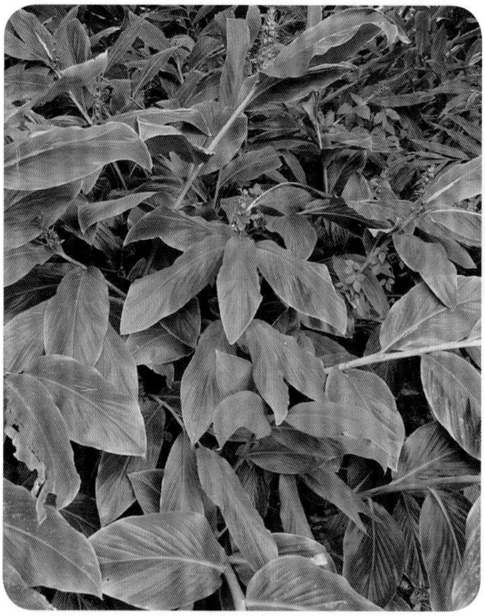

益智仁

方歌

温肾固精益智仁，
缩尿止遗肾气振。
乌药温肾散寒气，
膀胱气化功效增。
山药健脾又补肾，
膀胱虚寒尿不尽，
温肾缩尿此方迎！

【组成】益智仁 9g，天台乌药 9g，山药 6g。

【功用】温肾祛寒，缩尿止遗。

【主治】膀胱虚寒证。小便频数，或遗尿不禁，舌淡，脉沉弱。

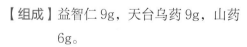

古方歌

缩泉丸治小便频，膀胱虚寒遗尿斟，
乌药益智各等分，山药糊丸效更珍。

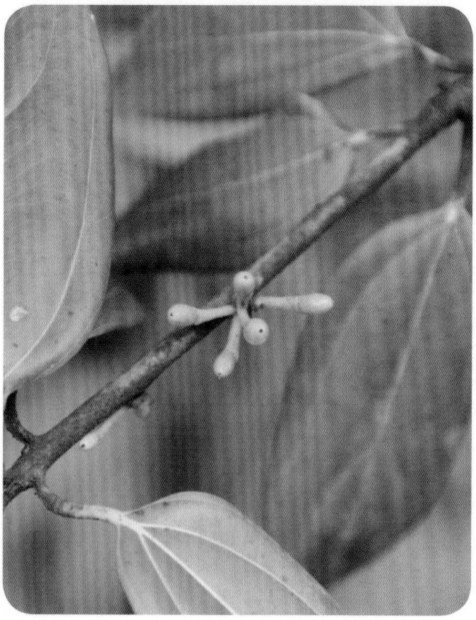

乌药

第五节　固崩止带剂（2种）

gù jīng wán
固经丸

《丹溪心法》

方歌

龟甲白芍滋肝肾，
芩柏泻火且坚阴。
椿皮固经又止血，
香附行气又调经。
滋阴清热又固经，
月经过多损冲任。
崩中漏下血色深，
血热崩漏此方珍。

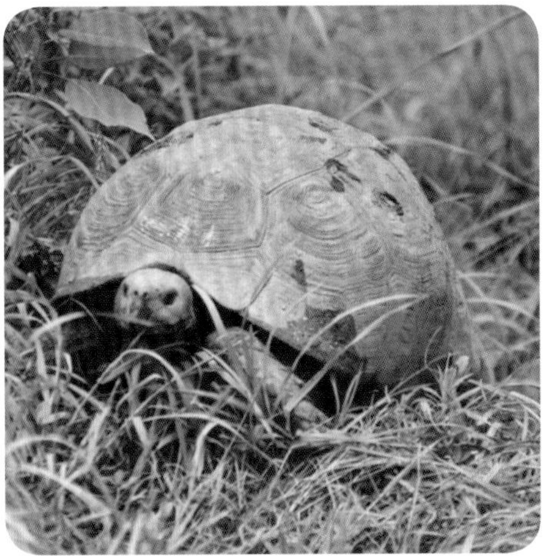

龟甲

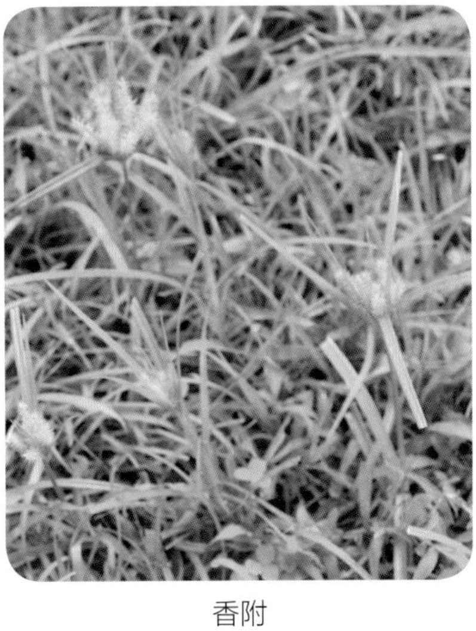

香附

【组成】龟甲、白芍、黄芩各30g，黄柏9g，椿树根皮22g，香附8g。

现代用法：酒糊丸每服6～8g，每日2次。

【功用】滋阴清热，固经止血。

【主治】阴虚血热之崩漏证。月经过多或崩中漏下，血色深红或紫黑稠黏，手足心热，腰膝酸软，舌红，脉弦数。

古方歌

固经丸用龟甲君，黄柏椿皮香附群，
黄芩芍药酒丸服，漏下崩中色黑殷。

yì huáng tāng

易黄汤

《傅青主女科》

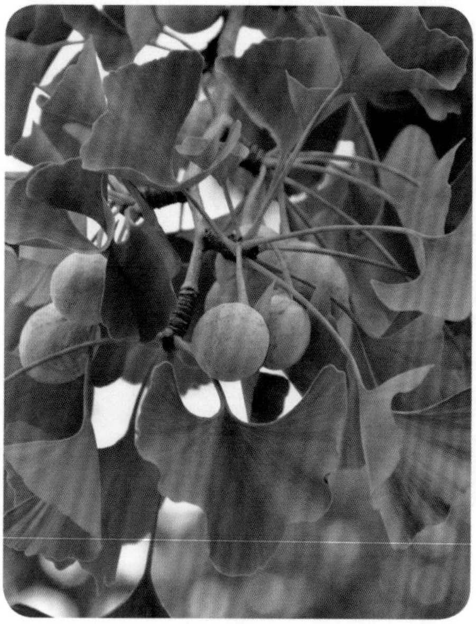

白果

方歌

山药芡实补脾肾，
收涩止带调冲任。
白果收涩防带下，
黄柏车前湿热尽。
脾肾虚弱湿热带，
带下黄稠此方净。

【组成】山药、芡实各 30g，白果 12g，黄柏 6g，车前子 3g。

【功用】补益脾肾，清热祛湿，收涩止带。

【主治】脾肾虚弱，湿热带下。带下黏稠量多，色黄如浓茶汁，其气腥秽，舌红，苔黄腻者。

古方歌

易黄山药与芡实，白果黄柏车前子，
能消带下黏稠秽，补肾清热又祛湿。

第十章

安神剂
（6 种）

第一节　重镇安神剂（1种）

guì zhī gān cǎo lóng gǔ mǔ lì tāng

桂枝甘草龙骨牡蛎汤

《伤寒论》

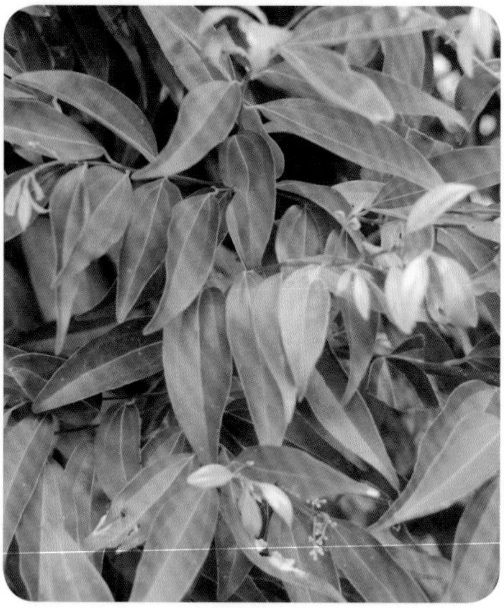

桂枝

方歌

桂枝甘草温心阳，
龙牡潜镇安神强。
心阳虚损神飞扬，
心悸怔忡难入眠。
温补心阳镇心神，
烦躁失眠此方宜。

【组成】桂枝 15g，炙甘草 30g，龙骨 30g，牡蛎 30g。

【功用】温补心阳，潜镇安神。

【主治】心阳虚损，神志不安证。烦躁，心悸，或失眠，汗出乏力，精神萎靡，舌淡苔白，脉虚弱或迟缓。

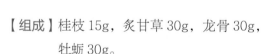

古方歌

桂甘龙骨牡蛎汤，温补镇摄潜心阳，
心阳不足烦躁证，服之神安燥悸康。

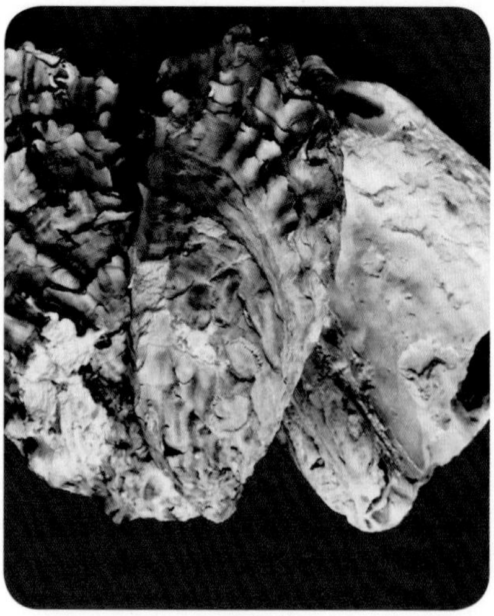

牡蛎

第二节　补养安神剂（3种）

suān zǎo rén tāng

酸枣仁汤

《金匮要略》

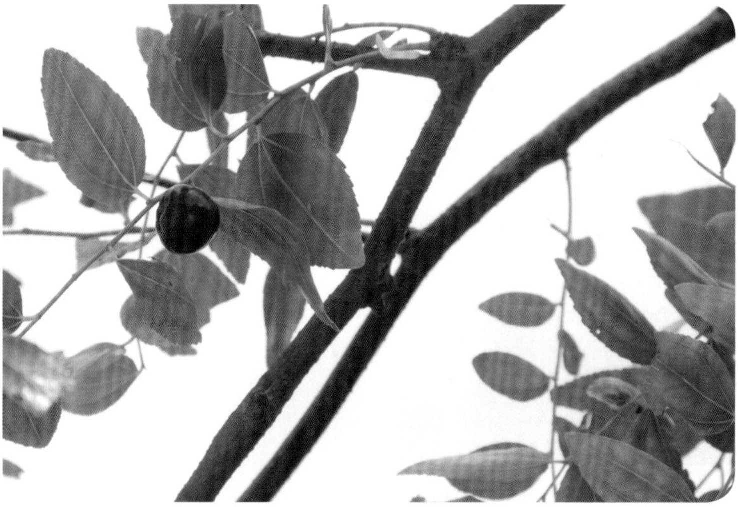

酸枣仁

方歌

枣仁养血又安神，
茯苓健脾且宁心。
知母清热又滋阴，
川芎调肝疏肝经。
甘草和中又缓急，
肝血不足虚热侵。
虚烦失眠心悸增，
头目眩晕此方珍。

【组成】酸枣仁 15g，茯苓 6g，知母 6g，川芎 6g，甘草 3g。

【功用】养血安神，清热除烦。

【主治】肝血不足，虚热内扰证。虚烦失眠，心悸不安，头目眩晕，咽干口燥，舌红，脉弦细。

古方歌

酸枣仁汤治失眠，川芎知草茯苓煎，
养血除烦清虚热，安然入睡梦乡甜。

gān mài dà zǎo tāng
甘麦大枣汤

《金匮要略》

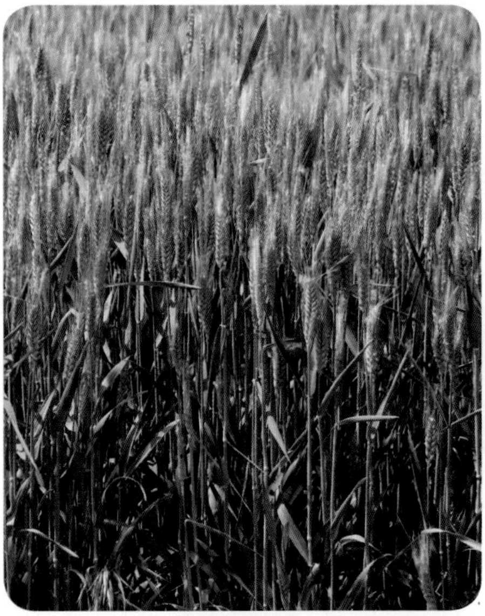

小麦

方歌

补心养肝小麦好，
养心安神治脏躁。
甘草养心且缓急，
大枣益气又润燥。
精神恍惚心烦躁，
言行失常不可靠。
悲伤欲哭难自主，
妇人脏躁此方妙。

【组成】小麦15g，甘草9g，大枣10枚。
【功用】养心安神，和中缓急。
【主治】脏躁。精神恍惚，常悲伤欲哭，不能自主，心中烦乱，睡眠不安，甚则言行失常，呵欠频作，舌淡红少苔，脉细略数。

大枣

古方歌

金匮甘麦大枣汤，妇人脏躁喜悲伤，
精神恍惚常欲哭，养心安神效力彰。

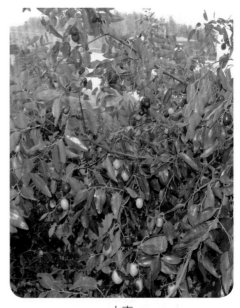

yǎng xīn tāng
养心汤

《仁斋直指方论》

方歌

补脾益气参芪珍，
归苓茯神养心神。
安神枣仁柏子仁，
远志五味宁心神。
和胃消食半夏曲，
肉桂温养热下引。
芎草调肝且和血，
调和气血姜枣增。
气血不足心不宁，
精神恍惚心易惊。
失眠健忘效可信。

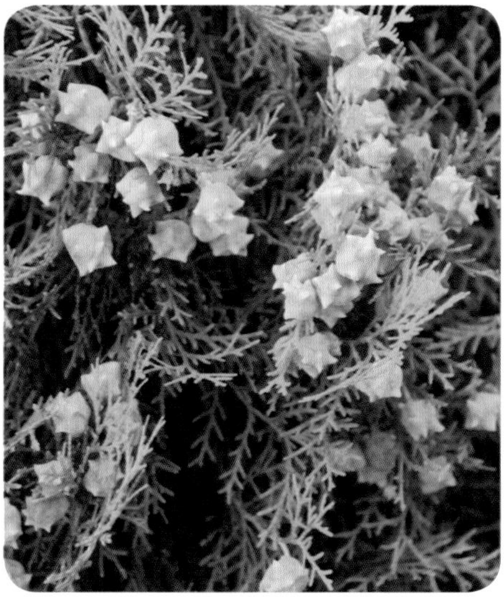

柏子仁

【组成】人参 8g，黄芪 15g，当归 15g，白茯苓 15g，茯神 15g，酸枣仁 8g，柏子仁 8g，远志 8g，北五味子 8g，半夏曲 15g，肉桂 8g，川芎 15g，炙甘草 12g，生姜 5 片，大枣 2 枚。

【功用】补益气血，养心安神。

【主治】气血不足，心神不宁证。精神恍惚，心悸易惊，失眠健忘，倦怠食少，舌淡苔白，脉细弱。

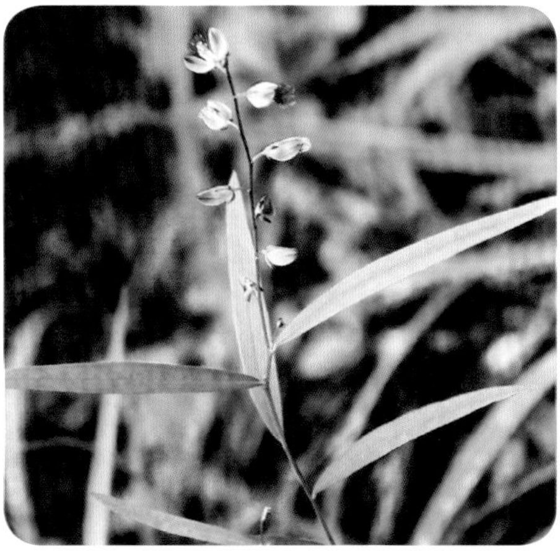

远志

古方歌

养心汤用草芪参，二茯芎归柏子寻，
夏曲远志兼桂味，再加酸枣总宁神。

第三节　交通心肾剂（2种）

jiāo tài wán
交泰丸

《韩氏医通》

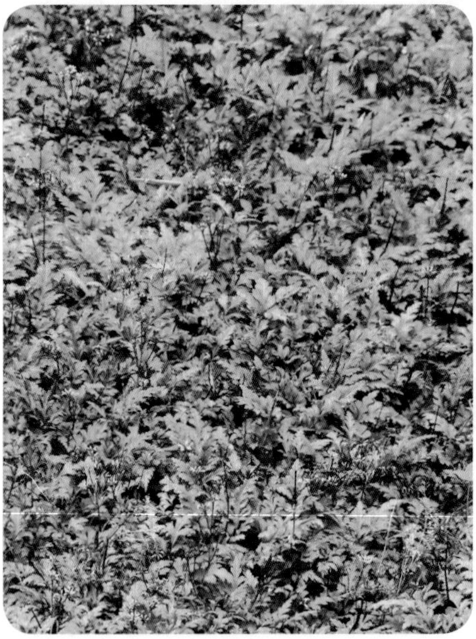

黄连

方歌

黄连清心降火强，
肉桂温肾又助阳。
心火下降肾水升，
心肾相交促睡眠。
心悸怔忡不安宁，
口舌生疮服之良。

【组成】川黄连 15g，肉桂心 3g。
【功用】交通心肾。
【主治】水不济火，心火上亢证。怔忡不宁，或夜寐不安，口舌生疮。

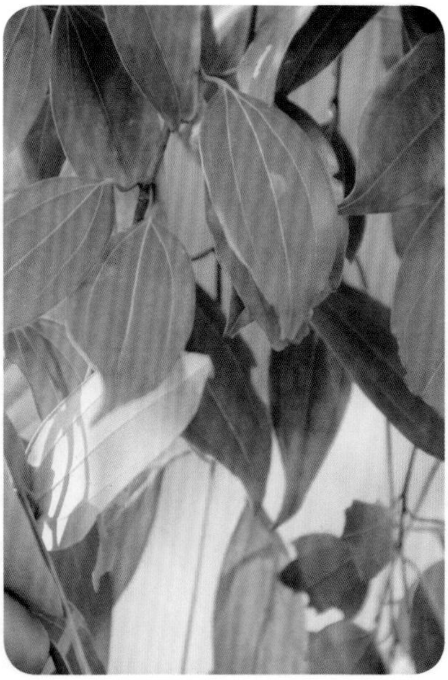

肉桂

古方歌

心肾不交交泰丸，一份桂心十份连，
怔忡不寐心阳亢，心肾交时自可安。

huáng lián ē jiāo tāng

黄连阿胶汤

《伤寒论》

方歌

黄连清心降火强，
阿胶入肾滋阴良。
黄芩清火芍滋阴，
养心补肾蛋黄襄。
阴虚火旺心烦热，
心肾不交常失眠。
心火下降肾水升，
心肾相交睡得香。

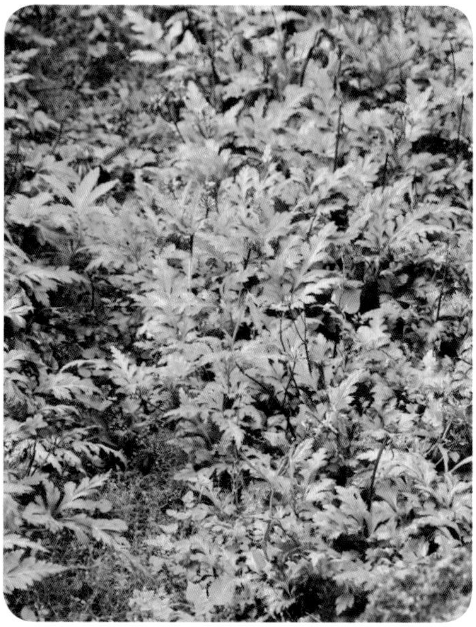

黄连

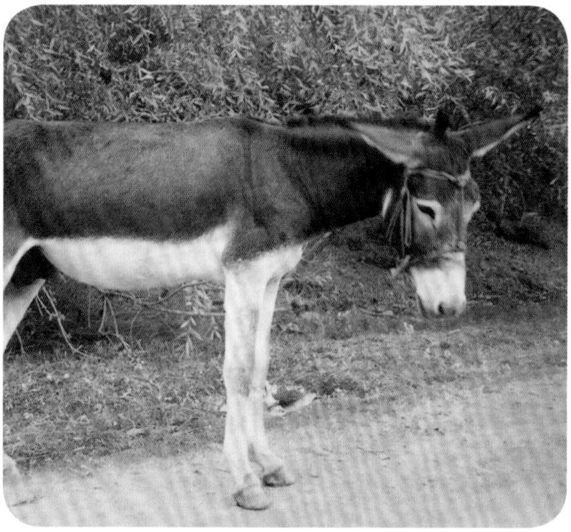

阿胶（驴皮所制）

【组成】黄连 12g，阿胶 9g，黄芩 6g，芍药 6g，鸡子黄 2 枚。

【功用】滋阴降火，除烦安神。

【主治】阴虚火旺，心肾不交证。心烦失眠，梦多健忘，口燥咽干，腰膝酸软，舌尖红赤，脉细数。

古方歌

黄连阿胶鸡子黄，黄芩白芍合成方，
水亏火炽烦不卧，滋阴降火自然康。

第十一章

理气剂

（14种）

第一节 行气剂（8种）

yuè jū wán 越鞠丸

《丹溪心法》

苍术

方歌

香附行气治气郁，
川芎活血治血郁。
苍术燥湿治湿郁，
栀子清火治火郁。
神曲消食治食郁，
五郁解开无痰郁。
气畅郁舒不见郁，
气血冲和人长寿。

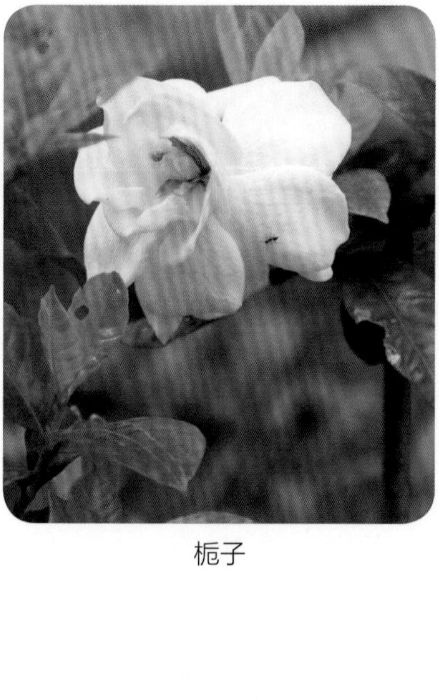

栀子

【组成】香附10g，川芎10g，苍术10g，栀子10g，神曲10g。

【功用】行气解郁。

【主治】六郁证。胸膈痞闷，脘腹胀痛，嗳腐吞酸，恶心呕吐，饮食不消。

古方歌

越鞠丸治六般郁，气血痰火湿食因，
芎苍香附兼栀曲，气畅郁舒痛闷伸。

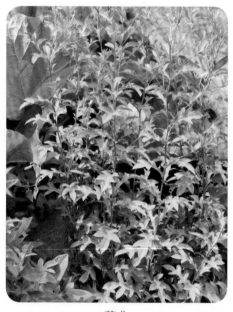

chái hú shū gān sǎn

柴胡疏肝散

《证治准绳》

方歌

柴胡疏肝郁结松，
香附解郁又止疼。
川芎活血又开郁，
陈皮行气胀满松。
枳壳理气调肝脾，
芍草缓急不疼痛。
肝气郁滞胁肋痛，
情志抑郁变从容。

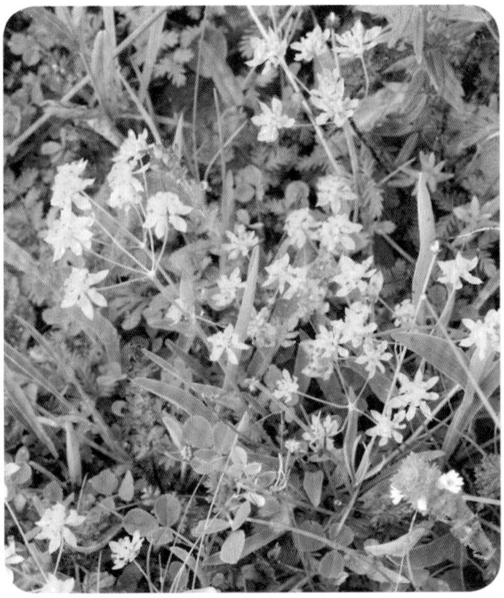

柴胡

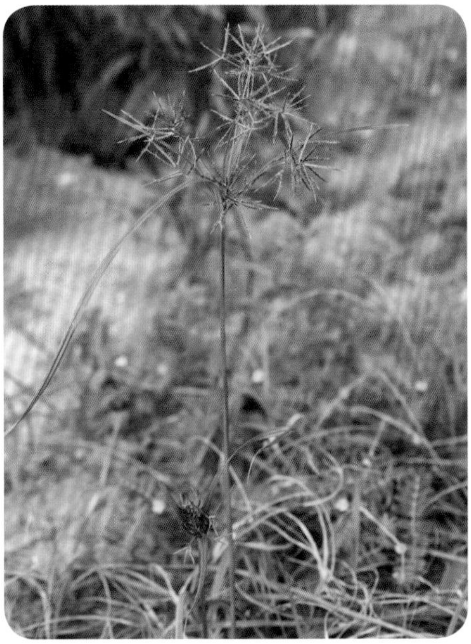

香附

【组成】柴胡 6g，香附 5g，川芎 5g，陈皮 6g，枳壳 5g，芍药 5g，甘草 2g。

【功用】疏肝解郁，行气止痛。

【主治】肝气郁滞证。胁肋疼痛，胸闷善太息，情志抑郁易怒，或嗳气，脘腹胀满，脉弦。

古方歌

柴胡疏肝芍川芎，枳壳陈皮草香附，
疏肝行气兼活血，胁肋疼痛立能除。

jīn líng zǐ sǎn

金铃子散

《太平圣惠方》录自《袖珍方》

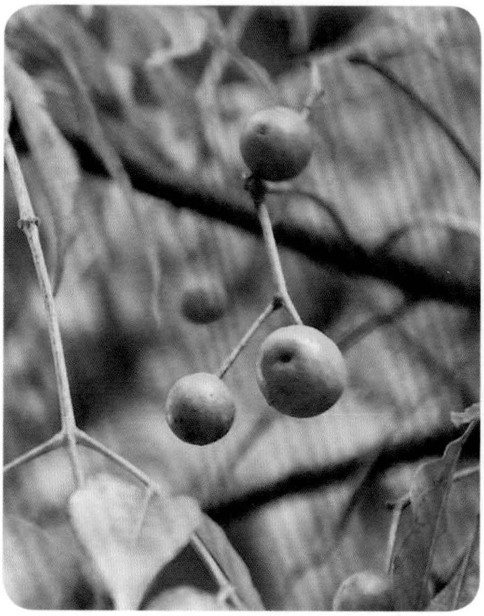

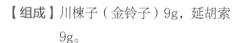

川楝子（金铃子）

方歌

疏肝行气川楝子，
清泻肝火痛制止。
延胡行气又活血，
气机顺畅痛自止。
肝郁化火诸痛证，
药简效专能极致。
川楝子有肝毒性，
常服谨防肝毒至。

【组成】川楝子（金铃子）9g，延胡索9g。

【功用】疏肝泄热，活血止痛。

【主治】肝郁化火证。胸腹胁肋脘腹诸痛，或痛经、疝气痛，时发时止，口苦，舌红苔黄，脉弦数。

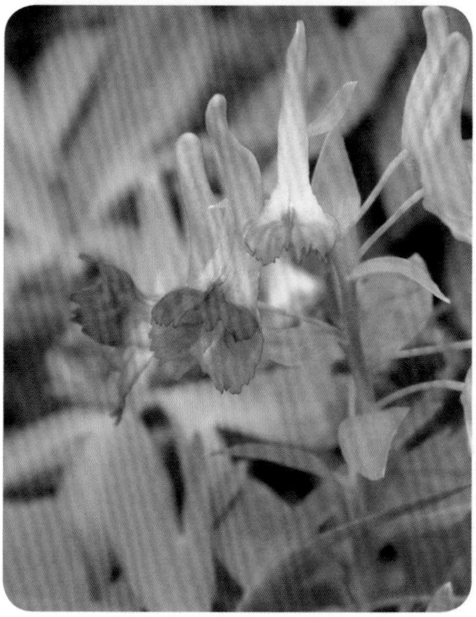

延胡索

古方歌

金铃子散止痛方，延胡酒调效更强，
疏肝泄热行气血，心腹胸胁痛经良。

guā lóu xiè bái bái jiǔ tāng

瓜蒌薤白白酒汤

《金匮要略》

方歌

瓜蒌清热又涤痰，
理气宽胸心气旺。
薤白通阳又散结，
行气止痛得安康。
瓜蒌薤白白酒汤，
胸痹胸痛敢担当。
痰浊咳唾加半夏，
瓜蒌薤白半夏汤。

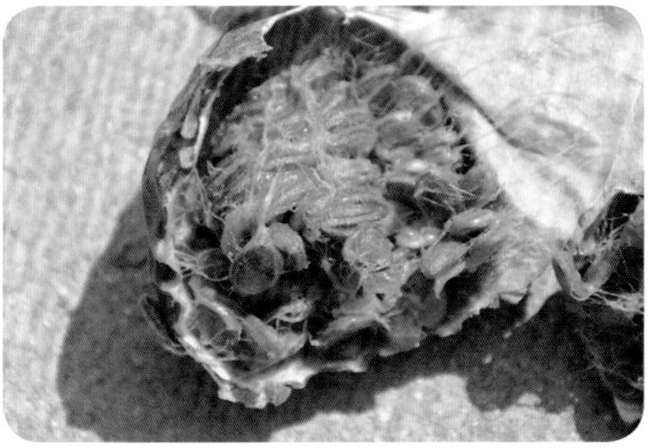

瓜蒌实（全瓜蒌）

【组成】瓜蒌实 24g，薤白 12g，白酒适量。

【功用】通阳散结，行气祛痰。

【主治】胸痹，胸阳不振，痰气互结证。胸部闷痛，甚至胸痛彻背，喘息咳唾，短气，舌苔白腻，脉沉弦或紧。

guā lóu xiè bái bàn xià tāng

【附方】瓜蒌薤白半夏汤

【组成】瓜蒌实 24g，薤白 12g，半夏 12g，白酒适量。

【功用】温阳散结，祛痰宽胸。

【主治】胸痹。胸中满痛彻背，背痛彻胸，不能安卧。

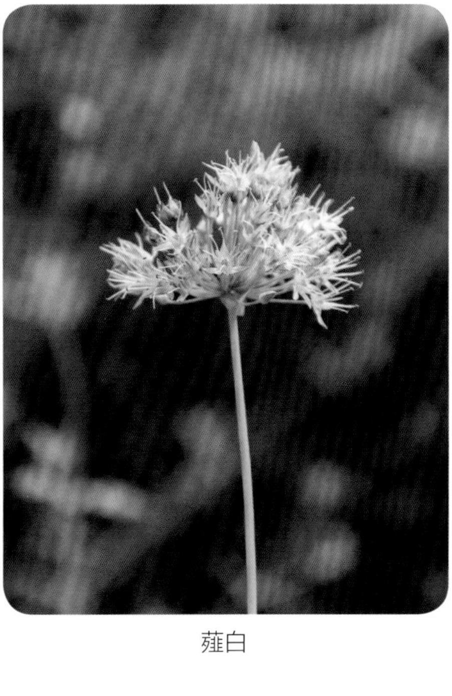

薤白

古方歌

瓜蒌薤白白酒汤，胸痹胸闷痛难当，
咳息短气时咳唾，难卧再加半夏良。

bàn xià hòu pò tāng
半夏厚朴汤

《金匮要略》

方歌

半夏化痰散结气，
燥湿化痰厚朴济。
茯苓健脾杜生痰，
生姜开胃和胃气。
苏叶芳香疏肝气，
痰气交阻梅核气。
咽中有物阻气机，
似有似无真神奇。

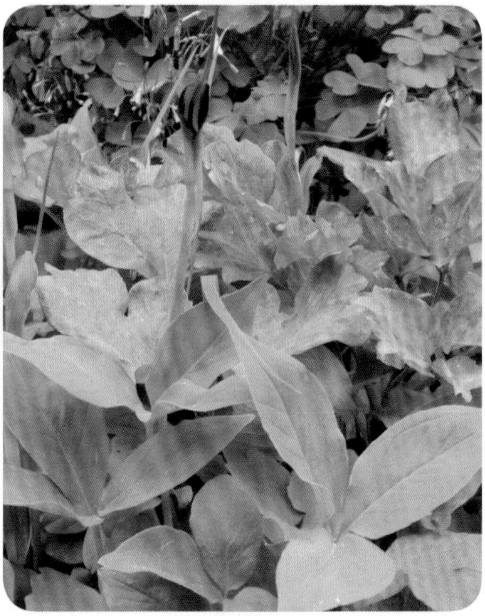

半夏

【组成】半夏 12g，厚朴 9g，茯苓 12g，生姜 15g，紫苏叶 6g。

【功用】行气散结，降逆化痰。

【主治】梅核气。咽中如有物阻，咯吐不出，吞咽不下，胸膈满闷，或咳或呕，舌苔白润或白滑，脉弦缓或弦滑。

古方歌

半夏厚朴与紫苏，茯苓生姜共煎服，
痰凝气聚成梅核，降逆开郁气自舒。

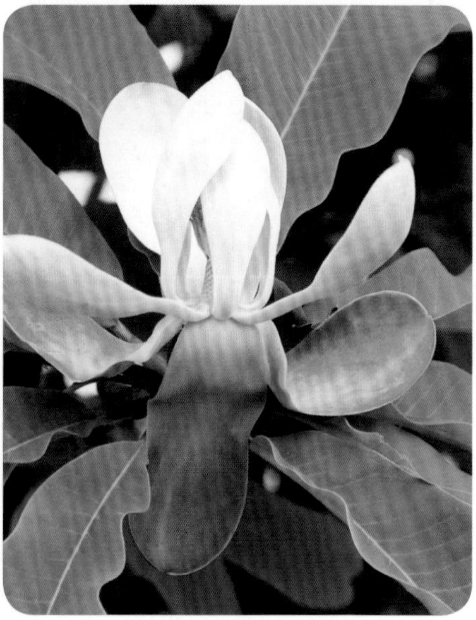

厚朴

hòu pò wēn zhōng tāng
厚朴温中汤

《内外伤辨惑论》

方歌

厚朴行气消胀强，
草蔻温中散寒良。
陈皮木香消胀满，
温脾暖胃生干姜。
茯苓健脾草和中，
行气温中燥湿先。
脾胃气滞寒湿证，
脘腹胀满此方宜。

厚朴

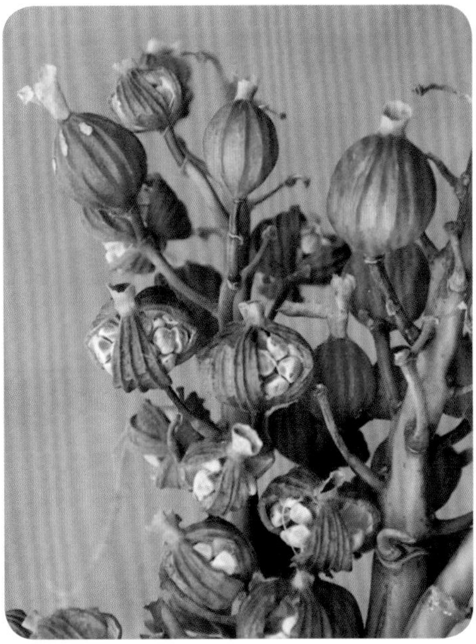

草豆蔻

【组成】厚朴 15g，草豆蔻仁 8g，陈皮 15g，木香 8g，生姜 3 片，干姜 2g，茯苓 8g，甘草 8g。

【功用】行气除满，温中燥湿。

【主治】脾胃气滞寒湿证。脘腹胀满或疼痛，不思饮食，四肢倦怠，舌苔白腻，脉沉弦。

古方歌

厚朴温中陈草苓，干姜草蔻木香停，
煎服加姜治腹痛，脘腹胀满用皆灵。

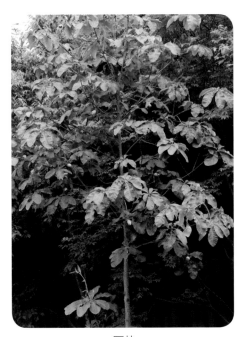

jiā wèi wū yào tāng

加味乌药汤

《奇效良方》

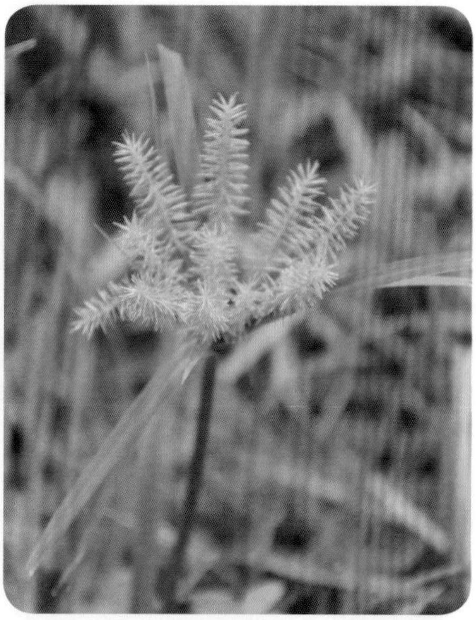

香附

方歌

香附疏肝调月经，
乌药木香配砂仁。
延胡行气又活血，
草姜温中做陪衬。
肝郁气滞易痛经，
经前经后少腹疼。
胸胁乳房常胀痛，
胀甚于痛效倍增。

【组成】香附9g，乌药6g，木香6g，缩砂仁6g，延胡索6g，甘草9g，生姜3片。

【功用】行气活血，调经止痛。

【主治】肝郁气滞之痛经。月经前或月经初行时，少腹胀痛，胀甚于痛，或连胸胁、乳房胀痛，舌淡，苔薄白，脉弦紧。

乌药

古方歌

加味乌药汤砂仁，香附木香姜草伦，
配入延胡共七味，经前胀痛效堪珍。

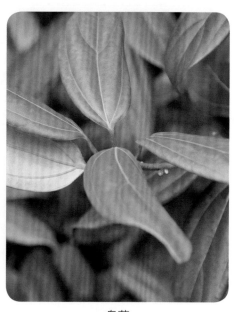

第二节 降气剂（6种）

sū zǐ jiàng qì tāng
苏子降气汤

《太平惠民和剂局方》

方歌

苏半降气治咳喘，
前胡厚朴肺气宣。
肉桂温肾纳气好，
咳逆上气当归消。
苏叶生姜散肺寒，
调和诸药枣草招。
上实下虚喘咳证，
咳喘痰多服之瘳。

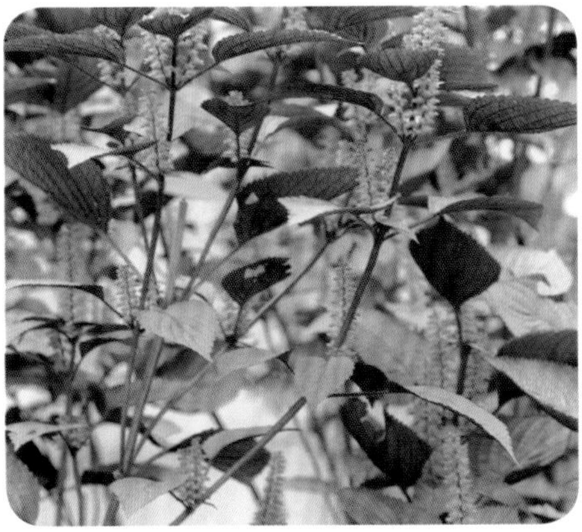

紫苏子

【组成】紫苏子 9g，半夏 9g，前胡 6g，厚朴 6g，肉桂 3g，川当归 6g，甘草 6g，紫苏叶 5 片，生姜 2 片，枣 1 枚。

【功用】降气平喘，祛痰止咳。

【主治】上实下虚喘咳证。喘咳痰多，短气，胸膈满闷，呼多吸少，或腰痛脚软，或肢体浮肿，舌苔白滑或白腻，脉弦滑。

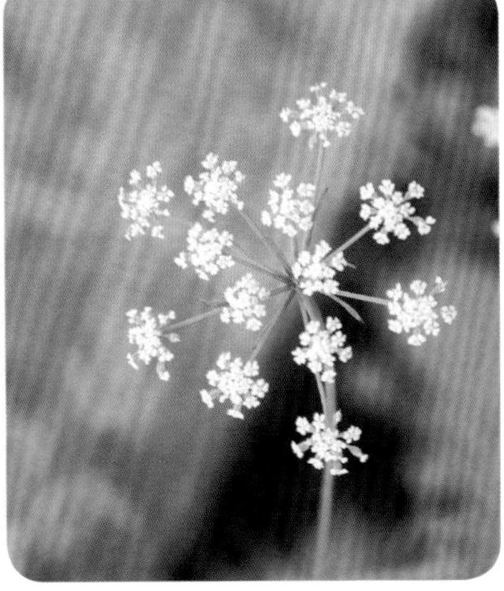

前胡

古方歌

苏子降气半夏归，前胡桂朴草姜随，
上实下虚痰嗽喘，或加沉香去肉桂。

dìng chuǎn tāng

定喘汤

《摄生众妙方》

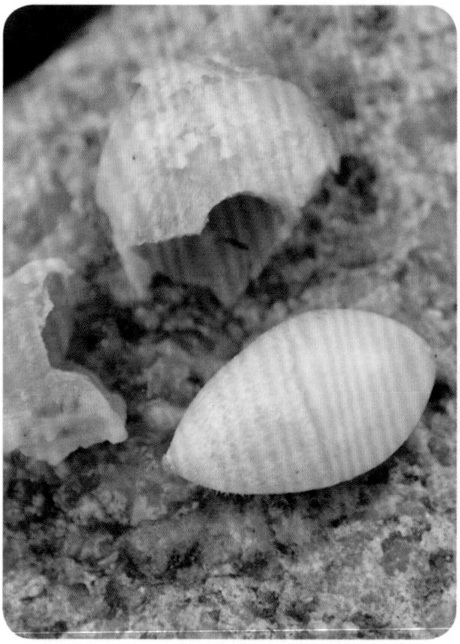

白果

方歌

麻黄白果来定喘，
宣敛结合为高招。
黄芩配上桑白皮，
痰热内蕴渐渐消。
杏仁半夏款冬花，
苏子甘草治咳喘。
风寒外束致哮喘，
咳喘痰多此方瘳。

【组成】麻黄 9g，白果 9g，黄芩 5g，桑白皮 9g，杏仁 5g，法制半夏 9g，款冬花 9g，紫苏子 6g，甘草 3g。

【功用】宣降肺气，清热化痰。

【主治】痰热内蕴，风寒外束之哮喘。咳喘痰多气急，痰稠色黄，或微恶风寒，舌苔黄腻，脉滑数。

款冬花

古方歌

定喘白果与麻黄，款冬半夏白皮桑，
苏杏黄芩兼甘草，外寒痰热喘哮尝。

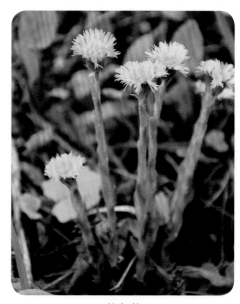

sì mó tāng

四磨汤

《济生方》

方歌

乌药疏肝解郁滞，
沉香降逆功效奇。
槟榔破气又导滞，
人参扶正祛邪气。
行气降逆宽胸胁，
肝气郁结渐开启。

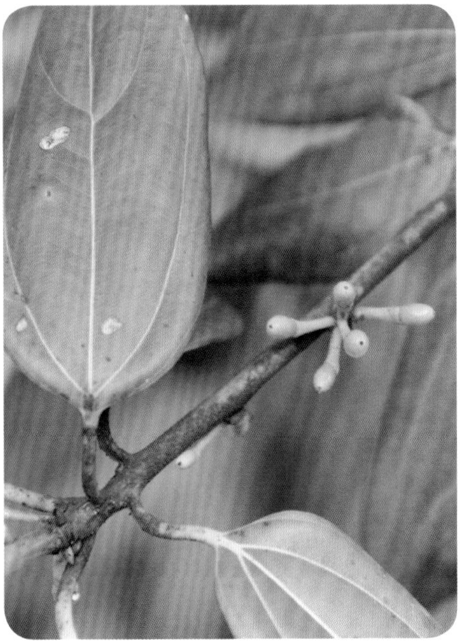

乌药

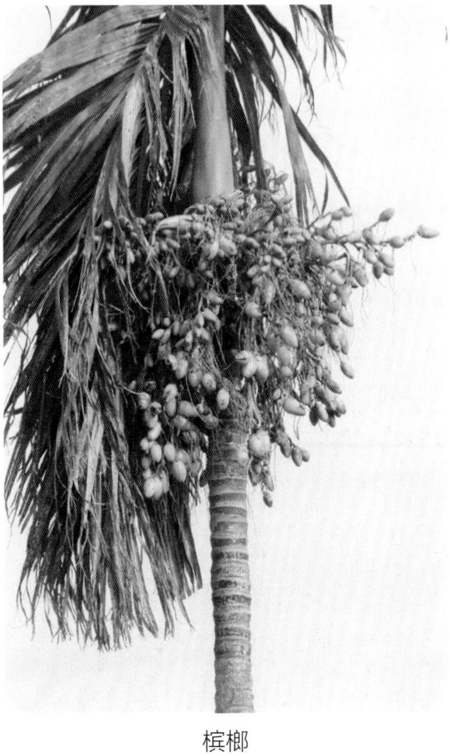

槟榔

【组成】天台乌药6g，沉香6g，槟榔9g，人参6g。

【功用】行气降逆，宽胸散结。

【主治】肝气郁结证。胸膈胀闷，上气喘急，心下痞满，不思饮食，脉弦。

古方歌

四磨汤治七情侵，人参乌药及槟沉，
浓磨煎服调滞气，实者枳壳易人参。

xuán fù dài zhě tāng

旋覆代赭汤

《伤寒论》

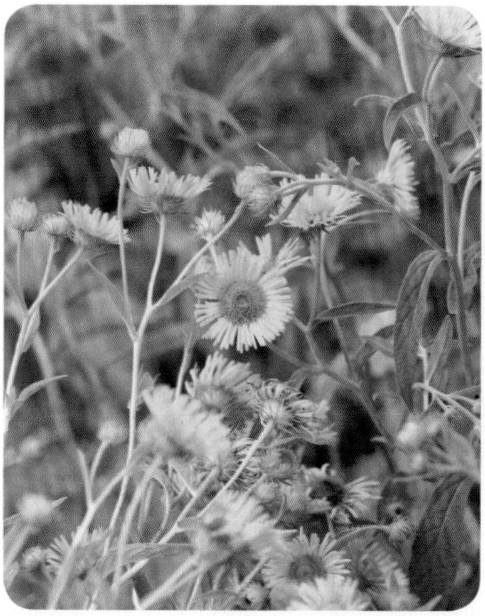

旋覆花

方歌

旋覆降气又消痰，
代赭降逆可期盼。
半夏生姜和胃气，
参草大枣养胃棒。
胃虚气逆痰阻证，
脘痞呃逆此方攀。

【组成】旋覆花9g，代赭石3g，半夏9g，人参6g，甘草9g，生姜15g，大枣4枚。

【功用】降逆化痰，益气和胃。

【主治】胃虚气逆痰阻证。心下痞硬，噫气不除，或见纳差、呃逆、恶心，甚或呕吐，舌苔白腻，脉缓或滑。

古方歌

旋覆代赭用人参，半夏姜甘大枣临，
重以镇逆咸软痞，痞硬噫气力能禁。

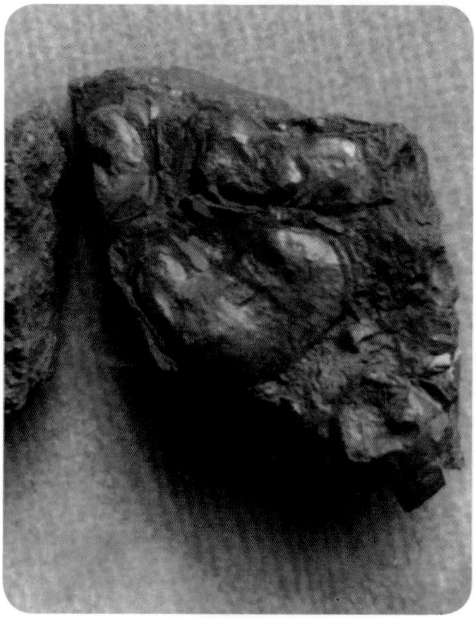

代赭石

jú pí zhú rú tāng

橘皮竹茹汤

《金匮要略》

方歌

橘皮行气和胃好，
竹茹清热止呃妙。
生姜止呕又和胃，
益气和胃参草枣。
胃虚有热呃逆证，
干呕虚烦疗效高。

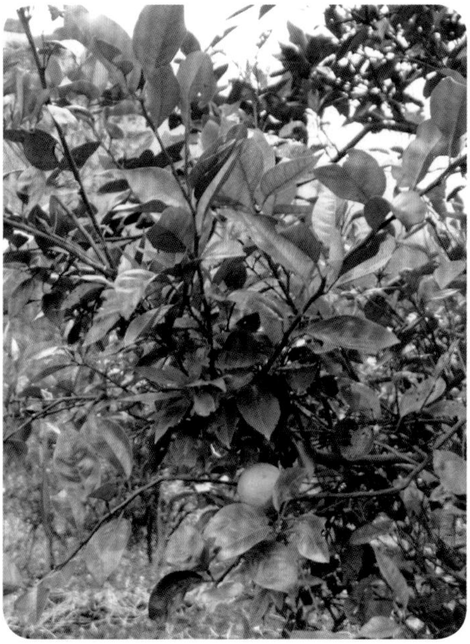

橘皮

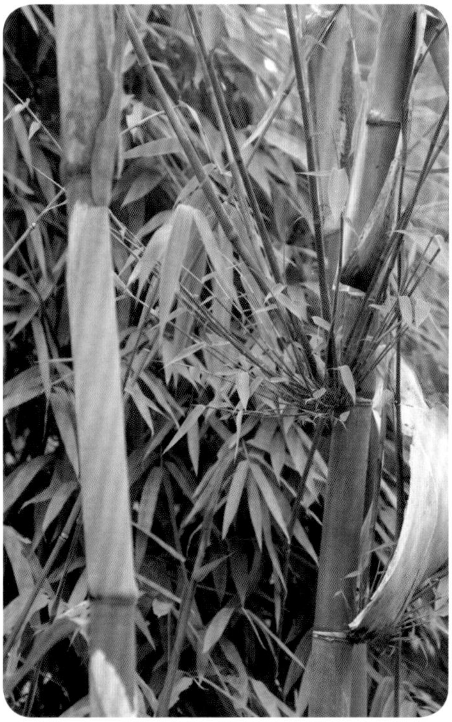

竹茹

【组成】橘皮、竹茹各12g，生姜9g，大枣5枚，人参3g，甘草6g。

【功用】降逆止呃，益气清热。

【主治】胃虚有热之呃逆。呃逆或干呕，虚烦少气，口干，舌红嫩，脉虚数。

古方歌

橘皮竹茹治呕逆，人参甘草枣姜齐，
胃虚有热失和降，久病之后更相宜。

dīng xiāng shì dì tāng

丁香柿蒂汤

《症因脉治》

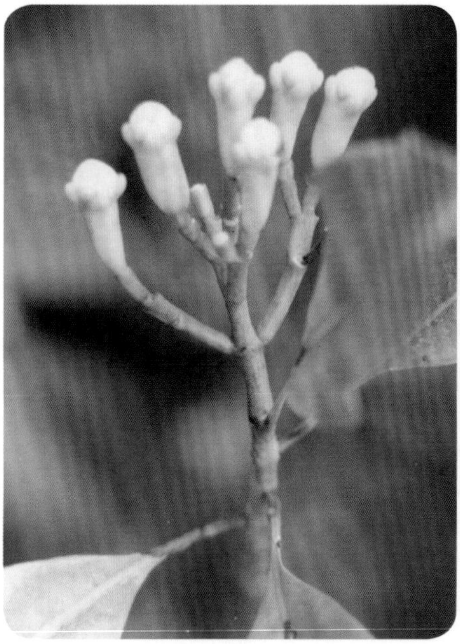

丁香

方歌

丁香降逆呃逆停，
柿蒂降逆呃逆宁。
生姜降逆又止呃，
人参益气养胃灵。
胃气虚寒呃逆证，
胸脘痞闷此方灵。

【组成】丁香 6g，柿蒂 9g，生姜 6g，人参 3g。

【功用】降逆止呃，温中益气。

【主治】胃气虚寒之呃逆。呃逆不已，胸脘痞闷，舌淡苔白，脉沉迟。

古方歌

丁香柿蒂人参姜，呃逆因寒中气伤，
温中降逆又益气，虚寒气逆最相当。

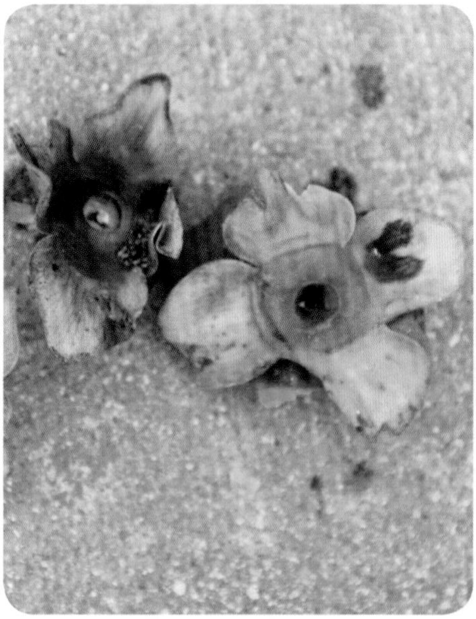

柿蒂

第十二章

理血剂

（11种）

第一节　活血祛瘀剂（8种）

táo hé chéng qì tāng
桃核承气汤

《伤寒论》

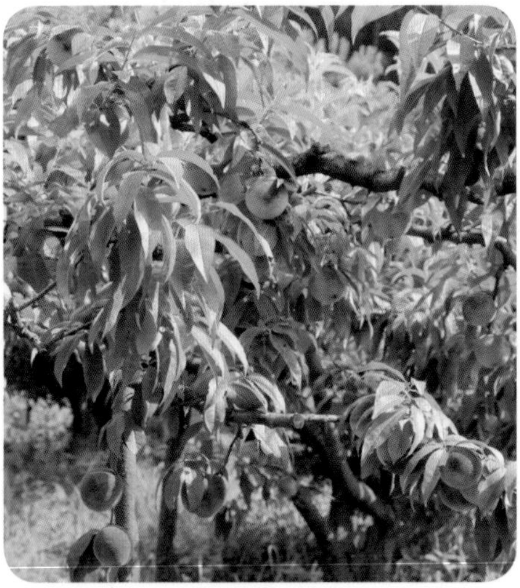

桃仁

方歌

桃仁活血又破瘀，
大黄泻热瘀滞去。
芒硝泻热又软坚，
桂枝温通血脉舒。
甘草缓急又和中，
破瘀泻热势下趋。
下焦蓄血少腹急，
痛经闭经诸证除。

【组成】桃仁 12g，大黄 12g，芒硝 6g，桂枝 6g，炙甘草 6g。

【功用】破瘀泻热。

【主治】下焦蓄血证。少腹急结，小便自利，至夜发热，或其人如狂，甚则谵语烦躁，以及血瘀经闭，痛经，脉沉实而涩者。

古方歌

桃核承气五般奇，甘草芒硝并桂枝，
瘀热互结少腹胀，如狂蓄血最相宜。

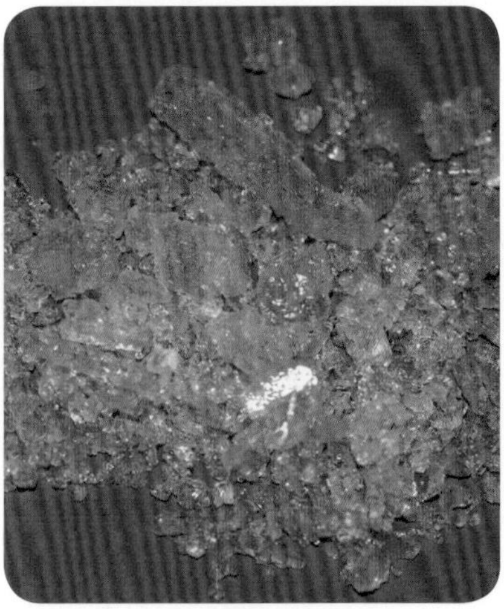

芒硝

血府逐瘀汤

xuè fǔ zhú yū tāng

《医林改错》

方歌

桃红牛膝去瘀痛，
地芍归芎瘀滞通。
柴胡桔枳调升降，
调和诸药甘草从。
胸痛头痛唇色暗，
痛如针刺功独崇。
胸中血瘀通用方，
瘀血化尽痛无踪。

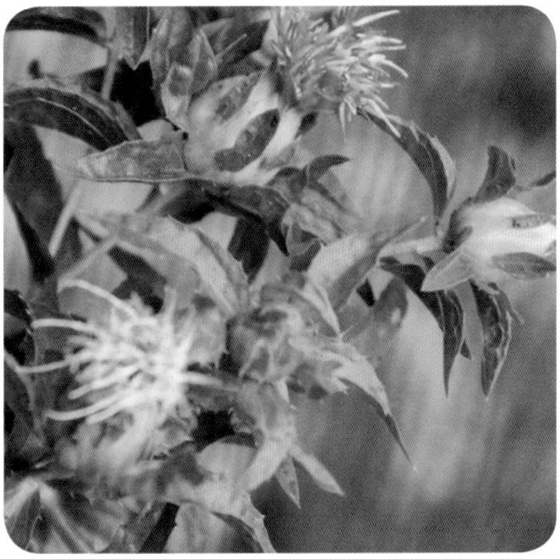

红花

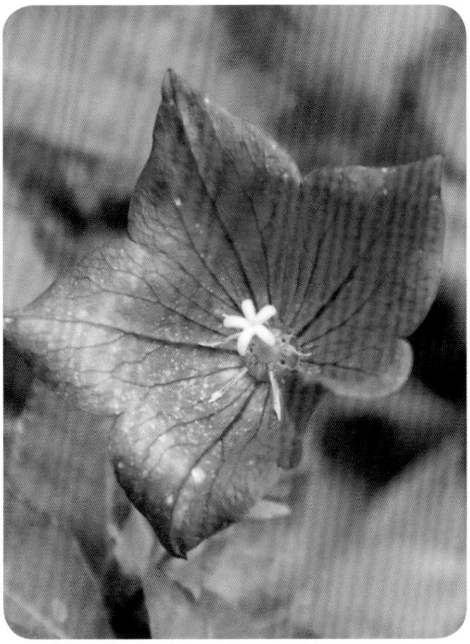

桔梗

【组成】桃仁 12g，红花 9g，牛膝 9g，生地黄 9g，当归 12g，赤芍 6g，川芎 5g，柴胡 3g，桔梗 5g，枳壳 6g，甘草 6g。

【功用】活血化瘀，行气止痛。

【主治】胸中血瘀证。胸痛，头痛，日久不愈，痛如针刺而有定处，或呃逆日久不止，或饮水即呛，干呕，或内热瞀闷，或心悸怔忡，失眠多梦，急躁易怒，入暮潮热，唇暗或两目暗黑，舌质暗红，或舌有瘀斑、瘀点，脉涩或弦紧。

古方歌

血府当归生地桃，红花枳壳膝芎饶，
柴胡赤芍甘桔梗，血化下行不作痨。

bǔ yáng huán wǔ tāng

补阳还五汤

《医林改错》

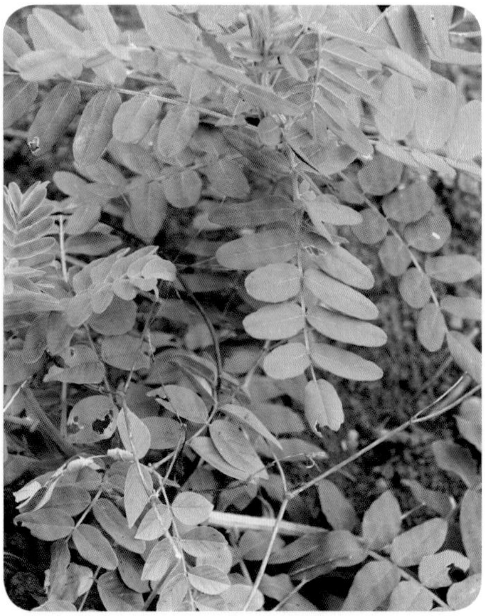

黄芪

方歌

黄芪补气促血行，
气旺瘀去新血生。
当归活血又养血，
赤芍川芎畅血行。
桃红地龙通经络，
气虚血瘀中风生。
半身不遂口眼歪，
中风诸证服之泰。

【组成】黄芪 30 ~ 120g，当归尾 6g，赤芍 5g，川芎 3g，桃仁 3g，红花 3g，地龙 3g。

【功用】补气活血通络。

【主治】气虚血瘀之中风。半身不遂，口眼㖞斜，语言謇涩，口角流涎，小便频数或遗尿失禁，舌暗淡，苔白，脉缓无力。

古方歌

补阳还五赤芍芎，归尾通经佐地龙，
四两黄芪为主药，血中瘀滞用桃红。

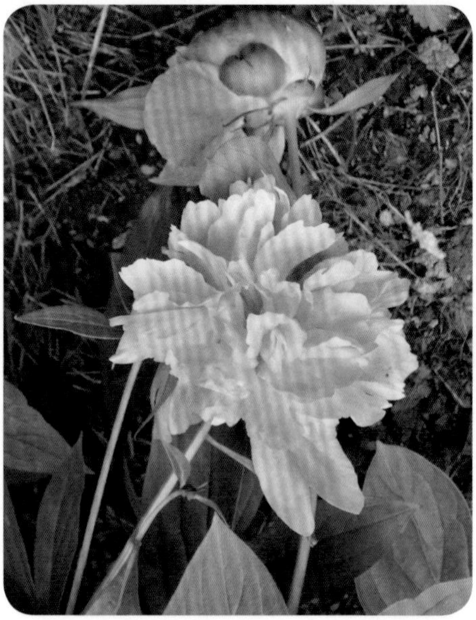

赤芍

fù yuán huó xuè tāng

复元活血汤

《医学发明》

方歌

大黄祛瘀瘀滞通，
柴胡疏肝胁肋松。
桃红当归祛肿疼，
山甲破瘀消肿痛。
清热消肿天花粉，
甘草缓急又止痛。
活血祛瘀通经络，
跌打损伤痛无踪。

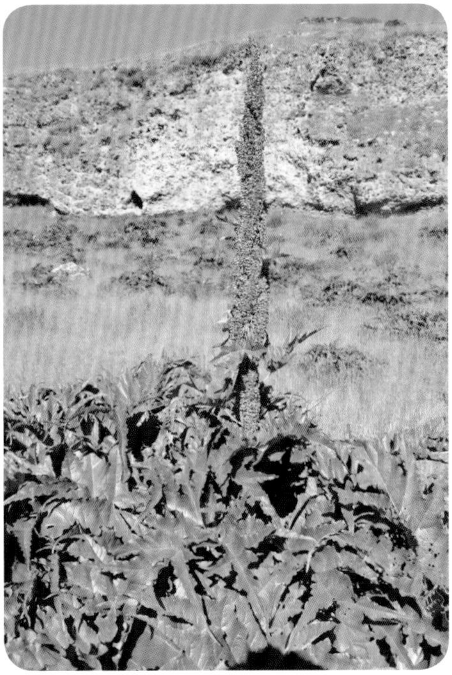

大黄

穿山甲

【组成】大黄 18g，柴胡 15g，桃仁 15g，红花 6g，当归 9g，穿山甲（炮）6g，天花粉 9g，甘草 6g。

【功用】活血祛瘀，疏肝通络。

【主治】跌打损伤，瘀血阻滞证。胁肋瘀肿，痛不可忍。

古方歌

复元活血汤柴胡，花粉当归山甲俱，
桃仁红花大黄草，损伤瘀血酒煎去。

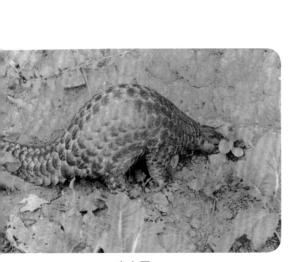

wēn jīng tāng

温经汤

《金匮要略》

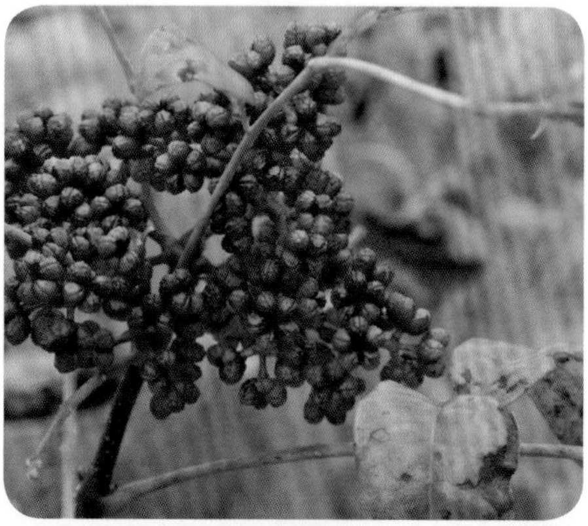

吴茱萸

【组成】吴茱萸 9g，桂枝 6g，当归 6g，芍药 6g，川芎 6g，牡丹皮 6g，阿胶 6g，麦冬 9g，半夏 6g，人参 6g，生姜 6g，甘草 6g。

【功用】温经散寒，养血祛瘀。

【主治】冲任虚寒，瘀血阻滞证。漏下不止，经血淋漓不畅，血色暗而有块，或月经超前或延后，或逾期不止，或一月再行，或经停不至，而见少腹里急，腹满，傍晚发热，手心烦热，唇口干燥，舌质暗红，脉细而涩。亦治妇人宫冷，久不受孕。

古方歌

温经归芍桂萸芎，姜夏丹皮及麦冬，
参草扶脾胶益血，调经重在暖胞宫。

方歌

吴萸温肝又止疼，
桂枝散寒血脉通。
活血祛瘀归芍芎，
丹皮凉血治经痛。
阿胶麦冬润燥好，
半夏化湿脘痞松。
人参姜草扶正气，
温养冲任瘀滞通。
月经超前或延后，
妇女宫冷渐轻松。

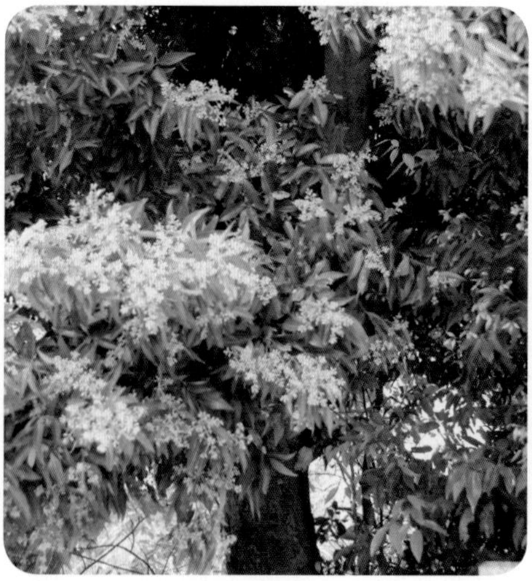

桂枝

shēng huà tāng

生化汤

《傅青主女科》

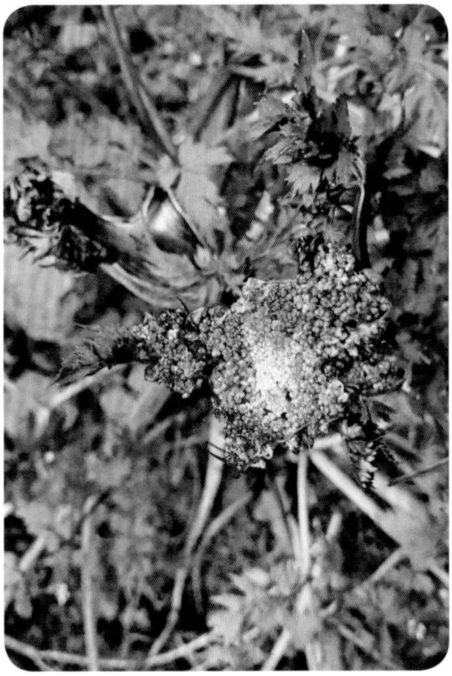

当归

方歌

当归养血又止疼，
川芎桃仁祛瘀痛。
炮姜散寒且温经，
甘草缓急又调中。
血虚寒凝瘀滞证，
恶露排尽小腹松。

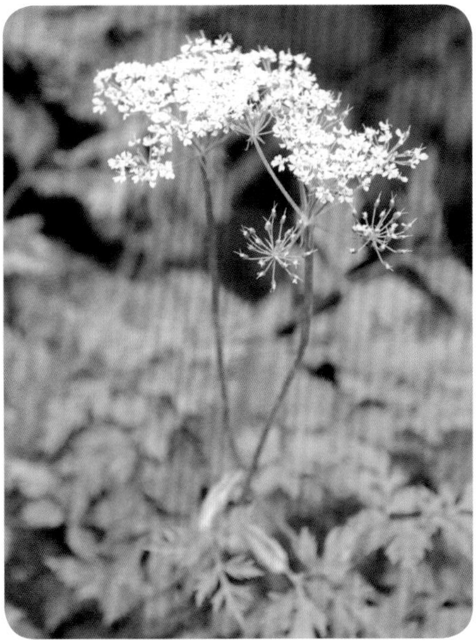

川芎

【组成】全当归 24g，川芎 9g，桃仁 6g，炮姜、甘草各 2g。

【功用】养血活血，温经止痛。

【主治】血虚寒凝，瘀血阻滞证。产后恶露不行，小腹冷痛。

古方歌

生化汤宜产后尝，归芎桃草酒炮姜，
恶露不行少腹痛，化瘀温经功效彰。

guì zhī fú líng wán

桂枝茯苓丸

《金匮要略》

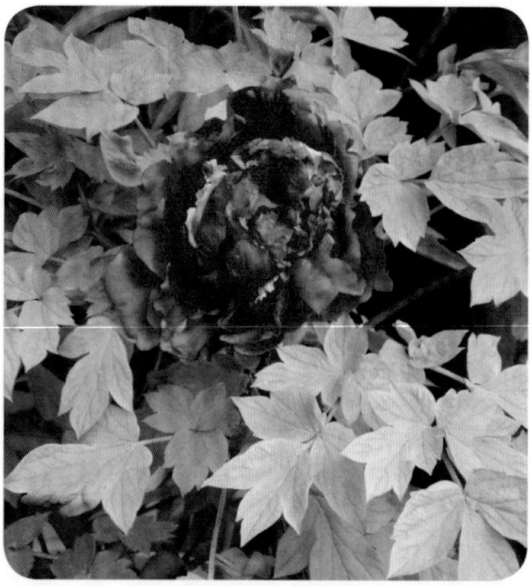

牡丹皮

方歌

桂枝温经瘀滞通，
桃仁丹皮癥块溶。
白芍养血又和血，
茯苓健脾痰无踪。
瘀血痰湿入胞宫，
久久成癥难消融。
活血化瘀缓消癥，
妇人癥块此方宗。

【组成】桂枝 6g，桃仁 6g，牡丹皮 6g，芍药 6g，茯苓 6g。

【功用】活血化瘀、缓消癥块。

【主治】瘀阻胞宫证。妇人素有癥块，妊娠漏下不止，或胎动不安，血色紫黑晦暗，腹痛拒按，或经闭腹痛，或产后恶露不尽而腹痛拒按者，舌质紫暗或有瘀点，脉沉涩。

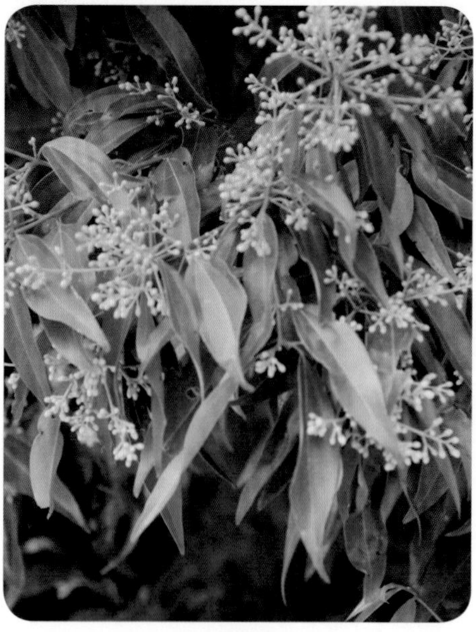

桂枝

古方歌

金匮桂枝茯苓丸，芍药桃仁和牡丹，
等分为末蜜丸服，活血化瘀癥块散，
肺肾气虚蕴痰热，咳喘痰血一并除。

shī xiào sǎn

失笑散

《太平惠民和剂局方》

方歌

灵脂散瘀止痛好，
蒲黄消瘀止血妙。
胸腹瘀血疼痛证，
心腹刺痛疗效高。
药简力宏易见效，
一笑置之为妙方。

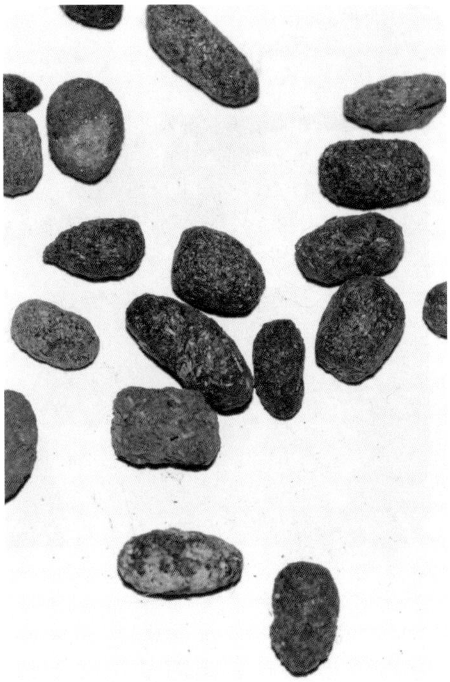

五灵脂

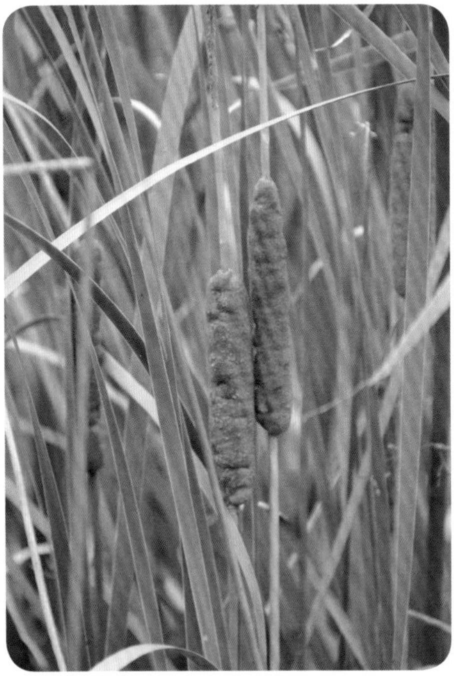

蒲黄

【组成】五灵脂 6g，蒲黄 6g。

【功用】活血祛瘀，散结止痛。

【主治】瘀血疼痛证。心腹刺痛，脘腹疼痛，或产后恶露不行，或月经不调，少腹急痛。

古方歌

失笑灵脂与蒲黄，等分为散醋煎尝，
血瘀胸腹时作痛，祛瘀止痛效非常。

第二节　止血剂（3种）

kéxuèfāng 咳血方

《丹溪心法》

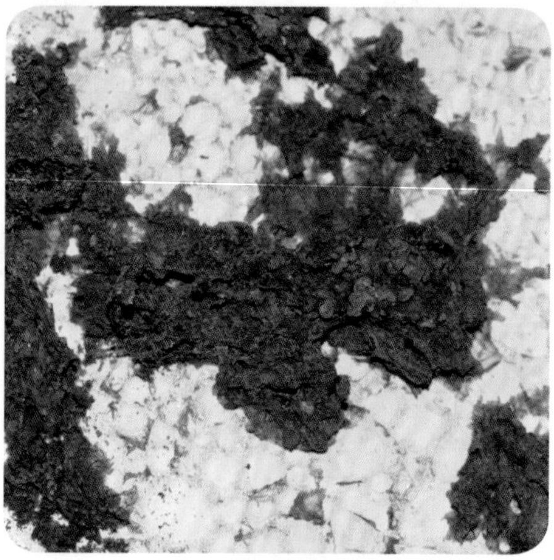

青黛

【组成】青黛 6g，山栀子 9g，瓜蒌仁 9g，海粉（多用海浮石代替）9g，诃子 6g。

【功用】清肝宁肺，凉血止血。

【主治】肝火犯肺之咳血证。咳嗽痰稠带血，咯吐不爽，心烦易怒，或胸胁作痛，咽干口苦，颊赤便秘，舌红苔黄，脉弦数。

古方歌

咳血方中诃子收，瓜蒌海粉山栀投，
青黛蜜丸口噙化，咳嗽痰血服之瘳。

方歌

青黛清肝且止血，
栀子泻火亦止血。
清热化痰瓜蒌仁，
海粉软坚痰易出。
诃子敛肺止咳血，
肝火犯肺痰带血。
咳嗽痰稠难咳出，
心烦易怒效卓越。

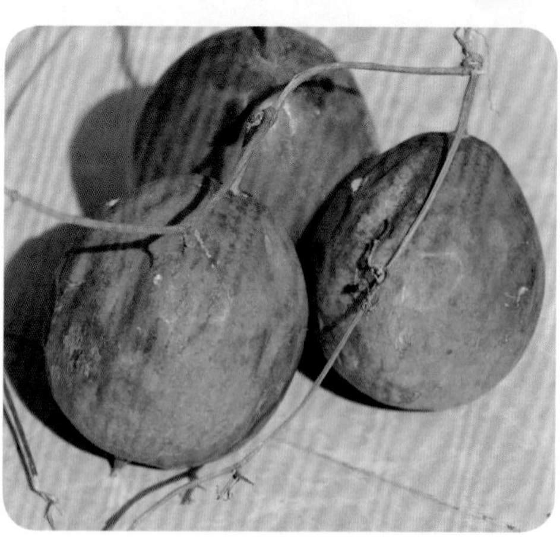

瓜蒌仁

xiǎo jì yǐn zǐ
小蓟饮子

《济生方》，录自《玉机微义》

方歌

小蓟凉血又止血，
尿血血淋常被选。
归地和血止血好，
蒲黄藕节助止血。
滑石木通与竹叶，
栀子泻火从尿出。
甘草缓急又止痛，
热结下焦且尿血，
排尿热痛为之瘳。

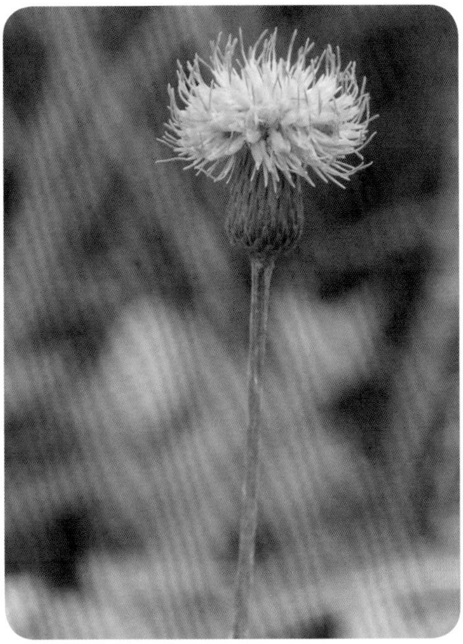

小蓟

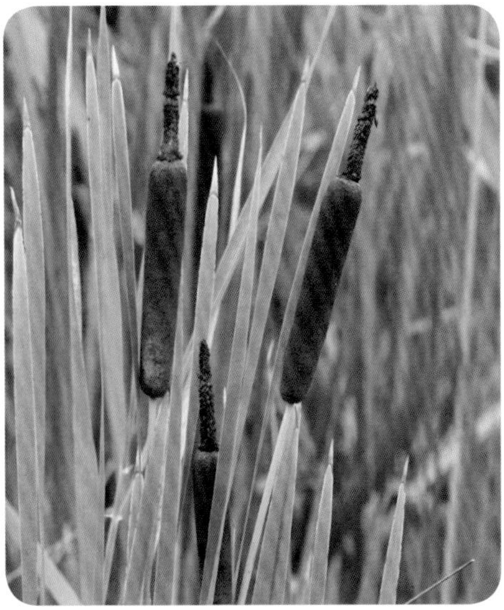

蒲黄

【组成】小蓟、当归、生地黄、蒲黄、藕节、滑石、木通、淡竹叶、山栀子、甘草各 9g。

【功用】凉血止血，利水通淋。

【主治】热结下焦之血淋、尿血。尿中带血，小便频数，赤涩热痛，舌红，脉数。

古方歌

小蓟饮子藕蒲黄，木通滑石生地襄，
归草黑栀淡竹叶，血淋热结服之良。

槐花散
huái huā sǎn

《普济本事方》

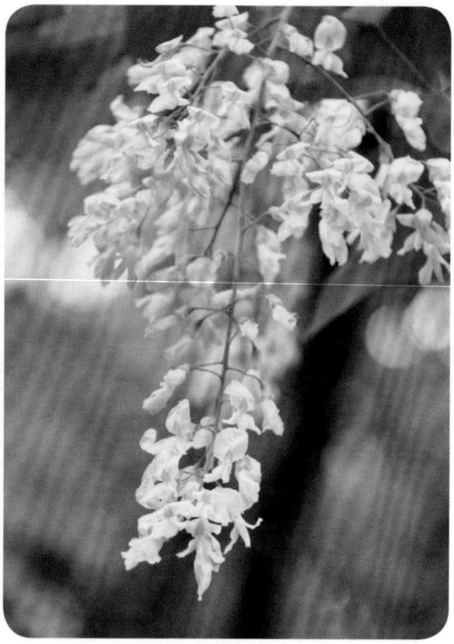

槐花

方歌

槐花凉血且止血，
便血痔血常首选。
柏叶凉血又收敛，
荆芥疏风助止血。
枳壳调气又调血，
清肠止血疏风良，
便血痔血效突出。

【组成】槐花、柏叶、荆芥穗、枳壳各9g。

【功用】清肠止血，疏风行气。

【主治】风热湿毒，壅结肠道，损伤血络便血证。便前出血或便后出血，或粪中带血，血色鲜红或晦暗，舌红苔黄，脉数。

古方歌

槐花散用治肠风，侧柏黑荆枳壳充，
为末等分米饮下，宽肠凉血逐风动。

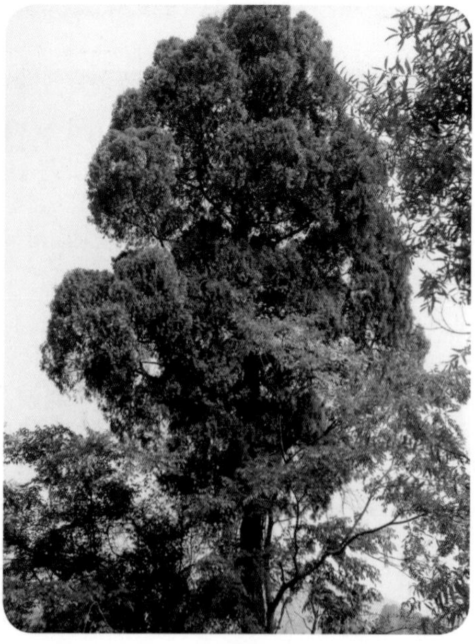

柏叶

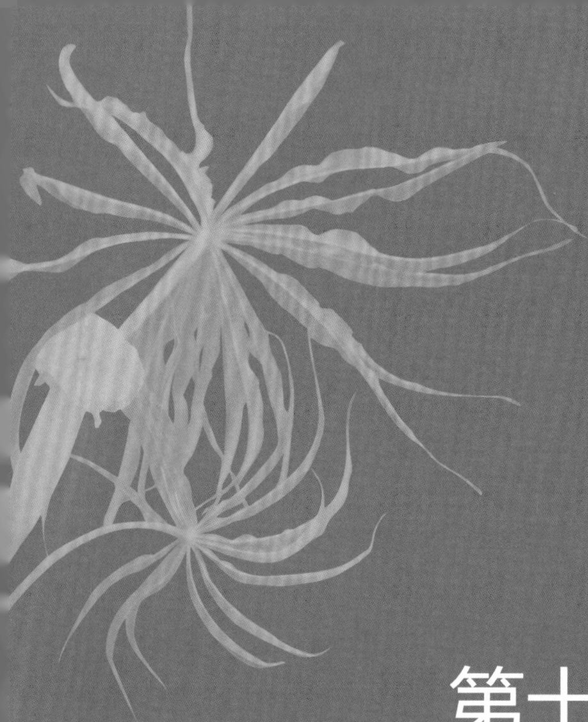

第十三章

治风剂

（7 种）

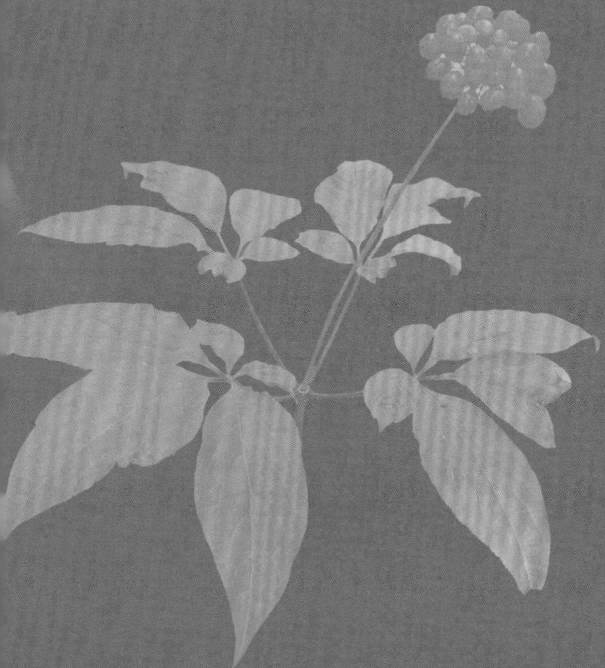

第一节　疏散外风剂（5种）

chuān xiōng chá diào sǎn

川芎茶调散

《太平惠民和剂局方》

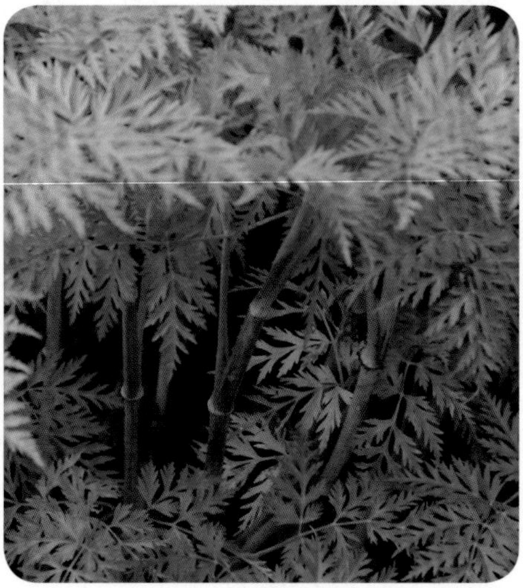

川芎

方歌

各种头痛用川芎，
适当配伍效更宏。
荆芥薄荷与羌活，
白芷细辛与防风。
疏风止痛相须用，
甘草益气又和中。
外感风邪头痛证，
偏正头痛此方宗。

【组成】川芎 12g，荆芥 12g，薄荷 12g，羌活 6g，白芷 6g，细辛 3g，防风 5g，甘草 6g。

【功用】疏风止痛。

【主治】外感风邪头痛证。偏正头痛或巅顶头痛，恶寒发热，目眩鼻塞，舌苔薄白，脉浮。

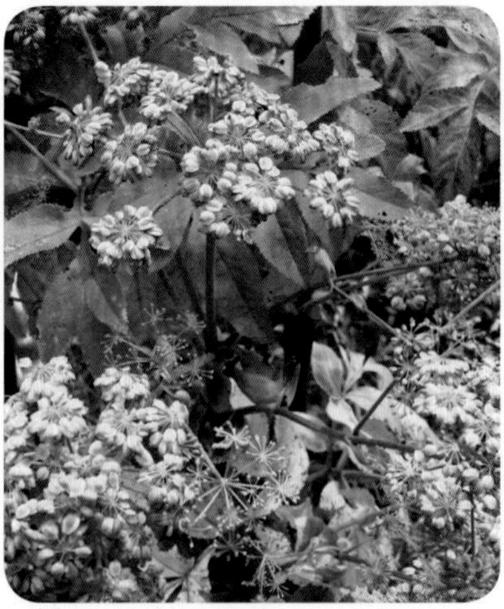

白芷

古方歌

川芎茶调散荆防，辛芷薄荷甘草羌，
目昏鼻塞风攻上，偏正头痛悉能康。

xiāo fēng sǎn

消风散

《外科正宗》

方歌

荆防蝉蜕牛蒡子，
疏风止痒瘙痒止。
苍术苦参及木通，
风湿热邪一起治。
石膏知母草泻火，
归地养血胡麻滋。
风疹湿疹与皮疹，
瘙痒津水此方施。

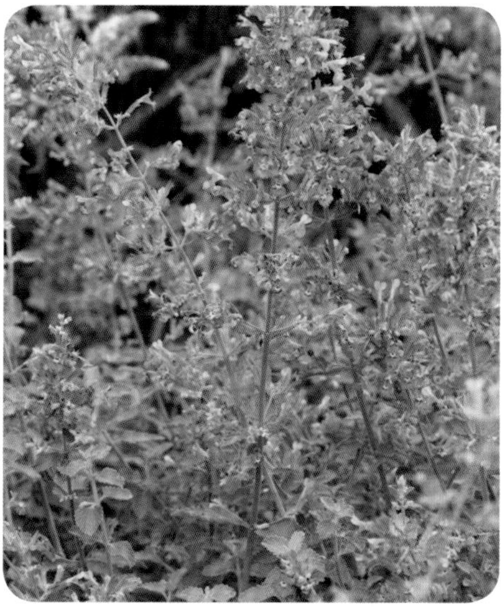

荆芥

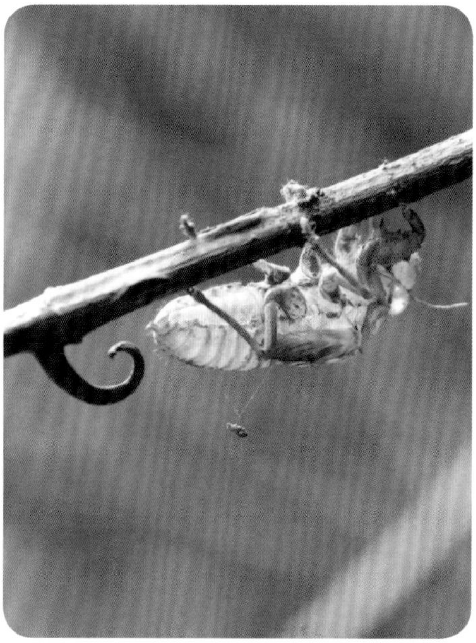

蝉蜕

【组成】荆芥 6g，防风 6g，蝉蜕 6g，牛蒡子 6g，苍术 6g，苦参 6g，木通 3g，当归 6g，石膏 6g，甘草 3g，知母 6g，生地黄 6g，胡麻 5g。

【功用】疏风养血，清热除湿。

【主治】风疹，湿疹。皮肤瘙痒，疹出色红，或遍身云片斑点，抓破后渗出津水，苔白或黄，脉浮数。

古方歌

消风散内用荆防，蝉蜕胡麻苦参苍，
石知蒡通归地草，风疹湿疹服之康。

【附方】当归饮子（dāng guī yǐn zǐ）

《济生方》

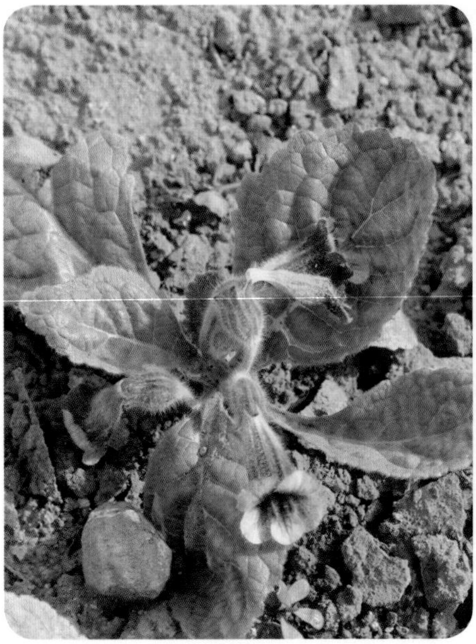

生地黄

方歌

地归芍芎四物良，
养血活血风自灭。
荆芥防风白蒺藜，
祛风止痒功效强。
黄芪甘草何首乌，
补养气血有专长。
养血祛风且止痒，
血虚瘙痒此方宜。

【组成】生地黄 20g，当归 12g，白芍 15g，川芎 10g，荆芥 12g，防风 12 g，白蒺藜 10g，黄芪 15g，甘草 6g，何首乌 12g。

【功用】养血活血，祛风止痒。

【主治】血虚有热，风邪外袭证。皮肤疮疖，或肿或痒，或发赤疹瘙痒。

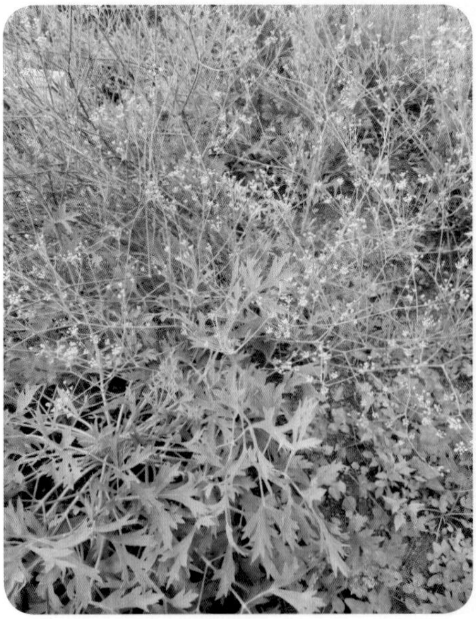

防风

qiān zhèng sǎn

牵正散

《杨氏家藏方》

方歌

白附善于祛风痰，
头面疾患有特长。
僵蚕祛风止痉好，
全蝎止痉有特效。
风痰消尽经络通，
口眼㖞斜疗效高。

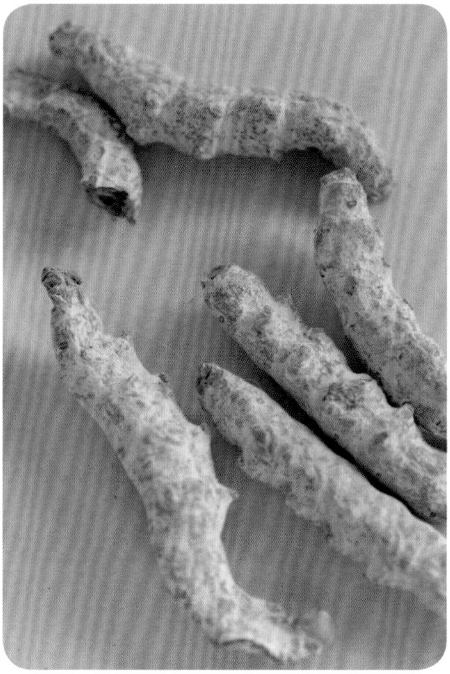

僵蚕

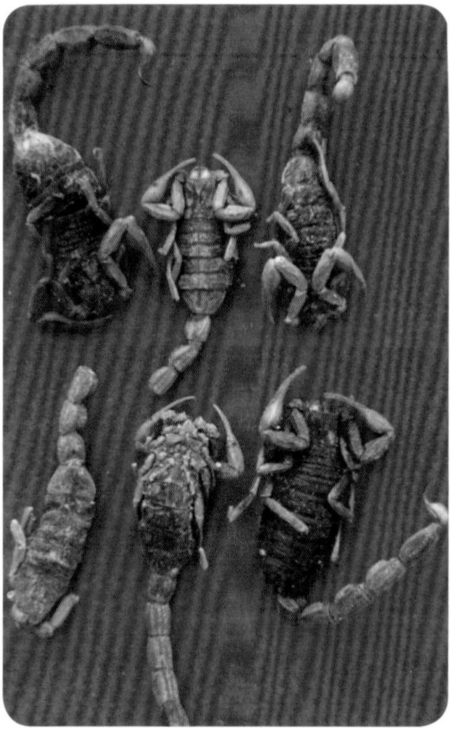

全蝎

【组成】白附子、全蝎、白僵蚕各 5g。

【功用】祛风化痰，通络止痉。

【主治】风痰阻于头面经络。口眼㖞斜，或面肌抽动，舌淡苔白。

古方歌

牵正散是杨家方，全蝎僵蚕白附襄，
服用少量热酒下，口眼㖞斜疗效彰。

xiǎo huó luò dān

小活络丹

《太平惠民和剂局方》

方歌

祛风除湿川草乌，
温经通络功效殊。
燥湿化痰天南星，
行气活血乳没俱。
地龙息风又通络，
风寒湿痹力能驱。
肢体筋脉常疼痛，
麻木拘挛诸症舒。

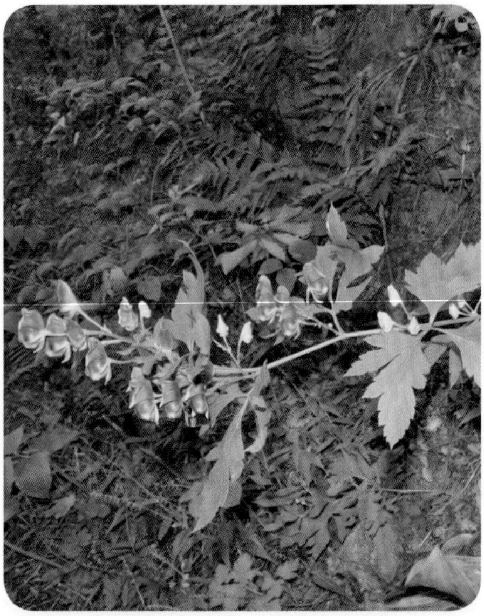

川乌

【组成】川乌 6g，草乌 6g，天南星 6g，乳香 5g，没药 5g，地龙 6g。

【功用】祛风除湿，化痰通络，活血止痛。

【主治】风寒湿痹证。肢体筋脉疼痛，麻木拘挛，关节屈伸不利，疼痛游走不定。亦治中风，手足不仁，日久不愈，经络中有湿痰瘀血而见腰腿沉重或腿臂间作痛。

古方歌

小活络丹天南星，二乌乳没加地龙，
寒湿瘀血成痹痛，搜风活血经络通。

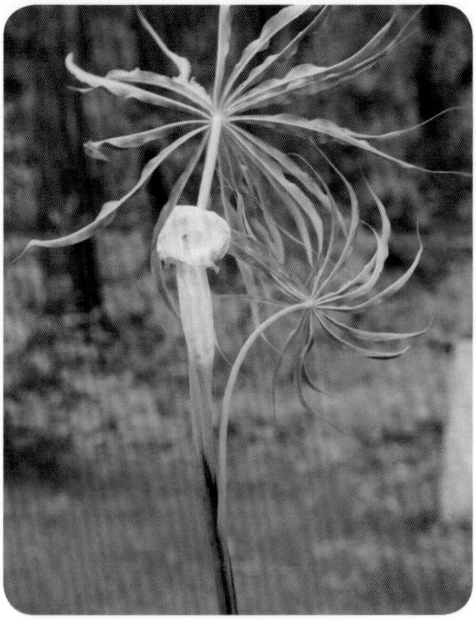

天南星

第二节 平息内风剂（2种）

天麻钩藤饮

tiān má gōu téng yǐn

《中医内科杂病证治新义》

方歌

天麻钩藤息肝风，
平肝潜阳石决从。
牛膝益母平肝阳，
杜仲寄生肝肾充。
黄芩栀子清肝火，
茯苓交藤睡意浓。
肝阳偏亢头晕痛，
肝风上扰渐无踪。

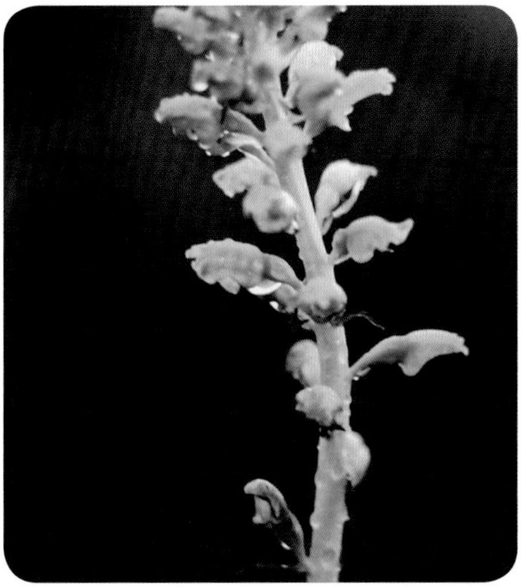

天麻

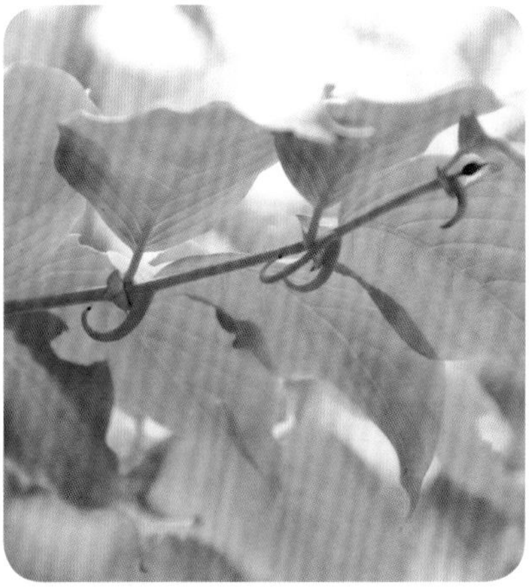

钩藤

【组成】天麻 9g，钩藤 12g，石决明 18g，川牛膝 12g，益母草、杜仲、桑寄生、黄芩、山栀、朱茯神、首乌藤（夜交藤）各 9g。

【功用】平肝息风，清热活血，补益肝肾。

【主治】肝阳偏亢，肝风上扰证。头痛，眩晕，失眠，舌红苔黄，脉弦数。

古方歌

天麻钩藤益母桑，栀芩清热决潜阳，
杜仲牛膝益肾损，茯神夜交安服良。

zhèn gān xī fēng tāng
镇肝息风汤

《医学衷中参西录》

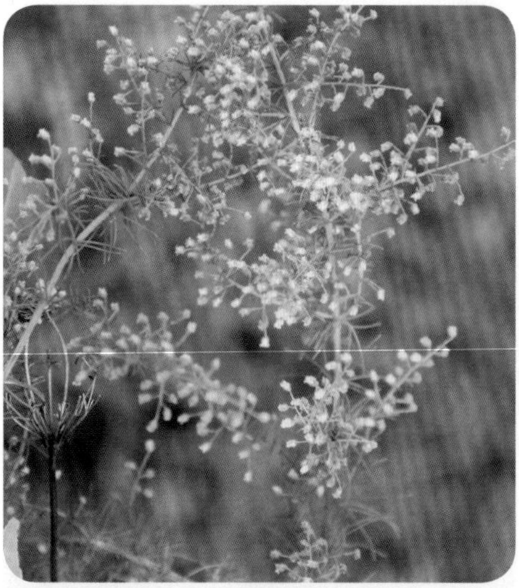

茵陈

【组成】怀牛膝30g，生赭石30g，生杭芍15g，生龟板15g，生龙骨15g，生牡蛎15g，玄参15g，天冬15g，茵陈6g，生麦芽6g，川楝子6g，甘草5g。

【功用】镇肝息风，滋阴潜阳。

【主治】类中风。头目眩晕，目胀耳鸣，脑部热痛，心中烦热，肢体不利，口眼㖞斜，眩晕颠扑，昏不识人，或醒后不能复原，脉弦张有力。

古方歌

张氏镇肝息风汤，龙牡龟牛治亢阳，
代赭天冬元芍草，茵陈川楝麦芽襄。

方歌

引血下行怀牛膝，
镇肝息风赭石入。
龙牡龟板与白芍，
玄参天冬再聚集。
滋阴潜阳为上策，
疏肝茵陈大麦芽。
清泄肝热川楝子，
调和药性甘草拾。
肝阳上亢类中风，
头脑热痛气血逆。
头晕目眩口眼歪，
肢体不利功能失。

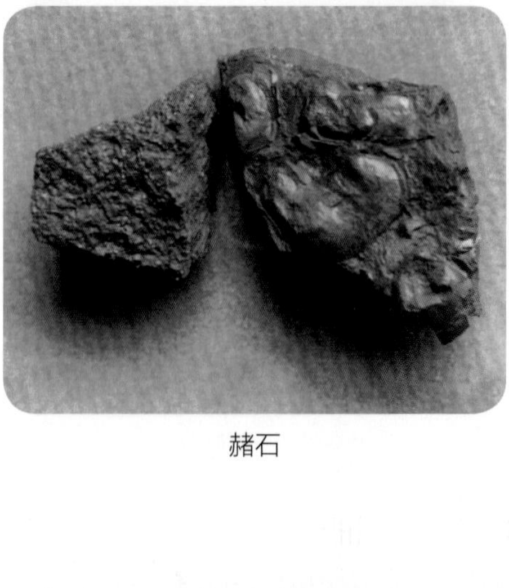

赭石

第十四章

治燥剂

（9种）

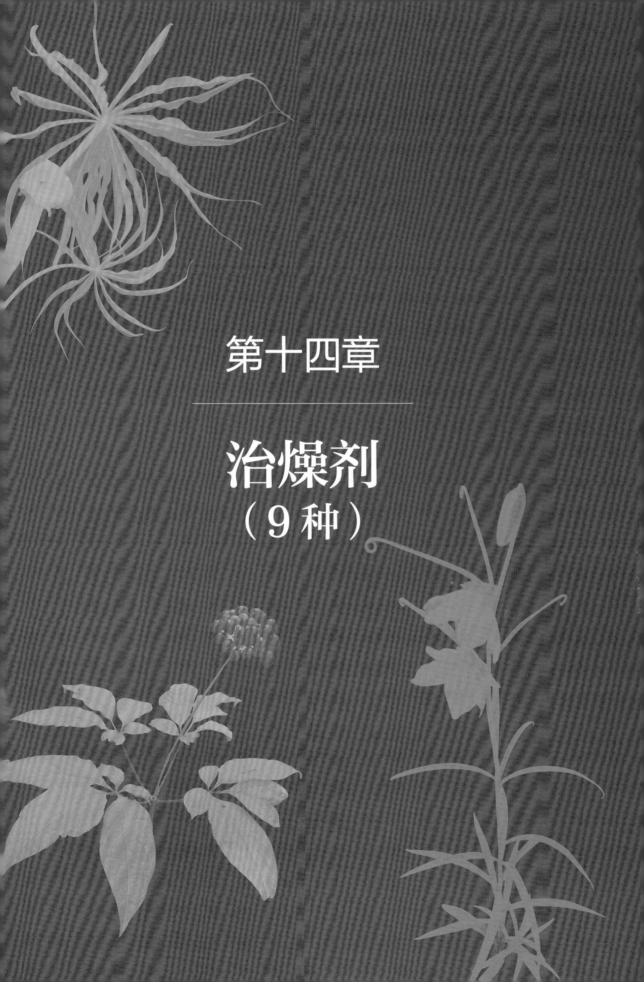

第一节　轻宣外燥剂（3种）

杏苏散（xìng sū sǎn）

《温病条辨》

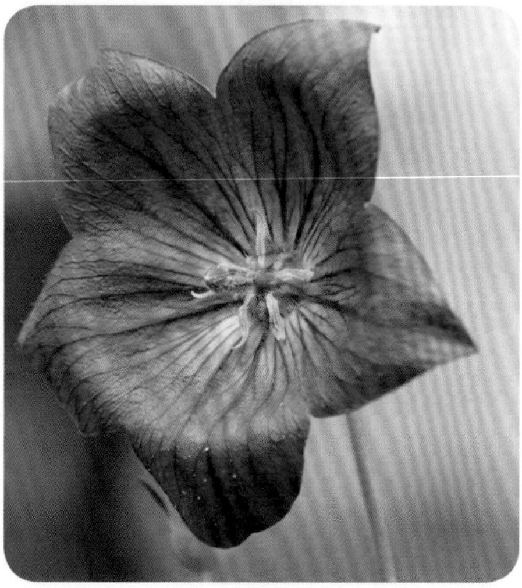

桔梗

【组成】苏叶9g，杏仁9g，前胡9g，桔梗6g，枳壳6g，橘皮6g，半夏9g，茯苓9g，生姜3片，大枣3枚，甘草3g。

【功用】轻宣凉燥，理肺化痰。

【主治】外感凉燥证。恶寒无汗头微痛，咳嗽痰稀，鼻塞咽干，苔白，脉弦。

古方歌

杏苏散内夏陈前，枳橘苓草姜枣添，
轻宣温润治凉燥，咳止痰化病自痊。

方歌

苏叶解表宣肺气，
杏仁润燥止咳奇。
前胡化痰祛风邪，
桔梗枳壳调气机。
行气化痰橘半济，
茯苓健脾痰湿弃。
调和药性姜枣草，
外感凉燥咳痰稀，
鼻塞咽干效可期。

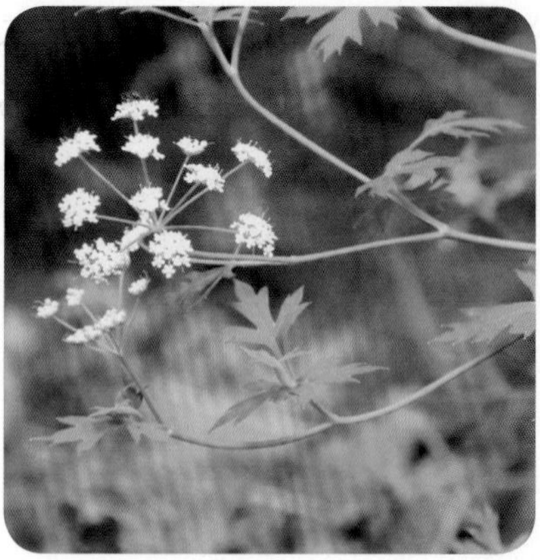

前胡

sāng xìng tāng

桑杏汤

《温病条辨》

方歌

桑叶清肺又润燥，
杏仁润降止咳好。
豆豉发散去外燥，
浙贝化痰清热妙。
沙参润肺又止咳，
梨皮养阴降火好。
栀皮善于清肺热，
外感温燥鼻咽燥，
干咳无痰此方保。

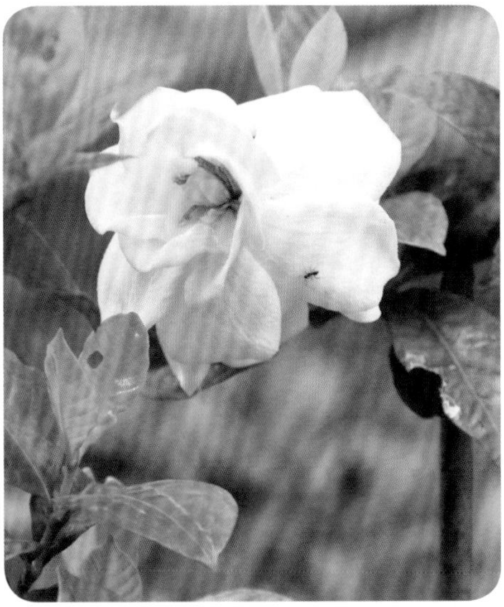

栀子

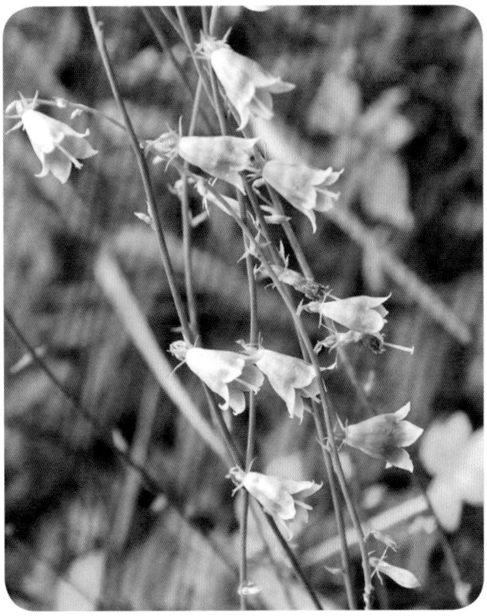

轮叶沙参

【组成】桑叶 3g，杏仁 5g，香豉 3g，象贝 3g，沙参 6g，梨皮 3g，栀皮 3g。

【功用】清宣润燥，润肺止咳。

【主治】外感温燥证。头痛，微恶风寒，口渴，咽干鼻燥，干咳无痰或少而黏。舌红苔薄白，脉浮数而右脉大。

古方歌

桑杏汤中象贝宜，沙参栀豉与梨皮，
身热咽干咳痰少，辛凉甘润燥能医。

qīng zào jiù fèi tāng

清燥救肺汤

《医门法律》

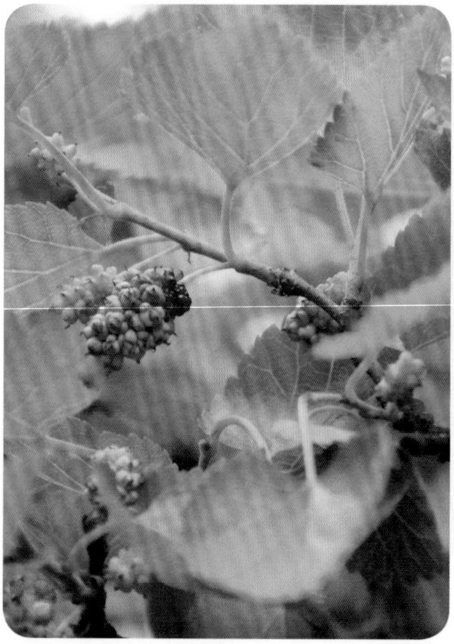

桑叶

方歌

桑叶清透泄肺热，
石膏清肺口渴歇。
麦冬阿胶养肺阴，
润肺止咳枇杷叶。
麻仁杏仁润肺燥，
参草益气正气强。
温燥伤肺身热证，
干咳无痰服之宜。

【组成】桑叶 9g，石膏 8g，麦冬 4g，真阿胶 3g，枇杷叶 3g，胡麻仁 3g，杏仁 2g，人参 2g，甘草 3g。

【功用】清燥润肺，益气养阴。

【主治】温燥伤肺证。身热头痛，干咳无痰，气逆而喘，咽干鼻燥，胸满胁痛，心烦口渴，舌干少苔，脉虚大而数。

古方歌

清燥救肺参草杷，石膏胶杏麦胡麻，
经霜收下冬桑叶，清燥润肺效堪夸。

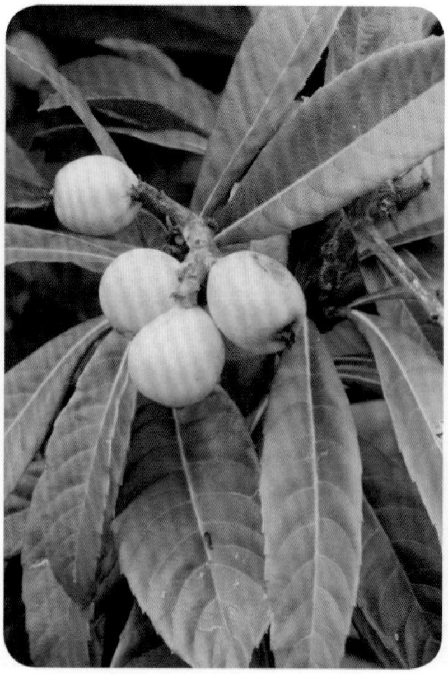

枇杷叶

第二节　滋润内燥剂（6种）

mài mén dōng tāng

麦门冬汤

《金匮要略》

方歌

滋养肺胃用麦冬，
和胃降逆半夏从。
人参健脾善益气，
草枣粳米和胃功。
虚热肺痿咳唾证，
喘促呃逆此方宗。

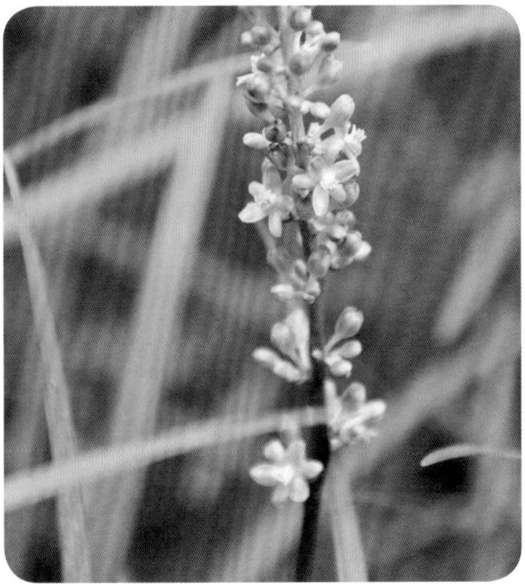

麦冬

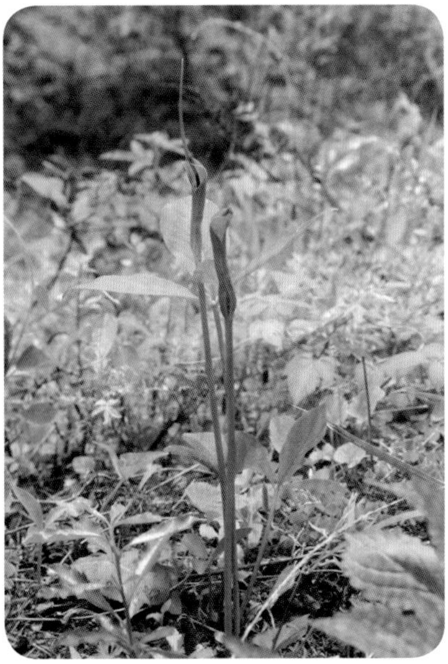

半夏

【组成】麦冬 42g，半夏 6g，人参 9g，甘草 6g，大枣 4 枚，粳米 6g。

【功用】滋养肺胃，降逆下气。

【主治】1. 虚热肺痿证。咳唾涎沫，短气喘促，咽干口燥，舌红少苔，脉虚数。
2. 胃阴不足证。呕吐，纳少，呃逆，口渴咽干，舌红少苔，脉虚数。

古方歌

麦门冬汤用人参，枣草粳米半夏存，
肺痿咳逆因虚火，清养肺胃此方珍。

yǎng yīn qīng fèi tāng

养阴清肺汤

《重楼玉钥》

玄参

【组成】大生地 6g，麦冬 4g，玄参 5g，炒白芍 3g，牡丹皮 3g，贝母 3g，生甘草 2g，薄荷 2g。

【功用】养阴清肺，解毒利咽。

【主治】阴虚肺燥之白喉。喉间起白如腐，不易拭去，咽喉肿痛，初起或发热或不发热，鼻干唇燥，或咳或不咳，呼吸有声，似喘非喘，脉数无力或细数。

古方歌

养阴清肺是妙方，玄参草芍冬地黄，
薄荷贝母丹皮入，时疫白喉急煎尝。

方歌

生地滋肾润肺燥，
麦冬养阴清肺好。
玄参清热解毒结，
白芍敛阴和营妙。
丹皮凉血且消肿，
贝母润肺化痰高。
薄荷利咽草解毒，
阴虚肺燥白腐浮。
鼻干唇燥阴液耗，
养阴清肺咽喉保。

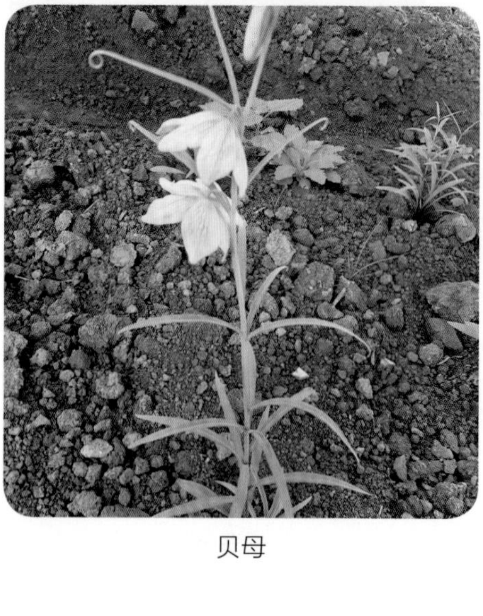

贝母

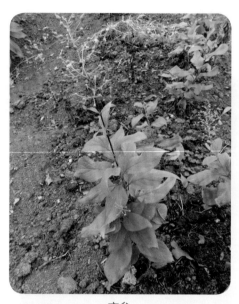

bǎi hé gù jīn tāng
百合固金汤

《周慎斋遗书》

方歌

生熟地黄善滋阴，
肺阴肾阴随之增。
百合麦冬养肺阴，
玄参滋阴降火珍。
归芍补血敛肺阴，
桔贝甘草善利咽。
肺肾阴亏虚火旺，
咳痰带血效可信。

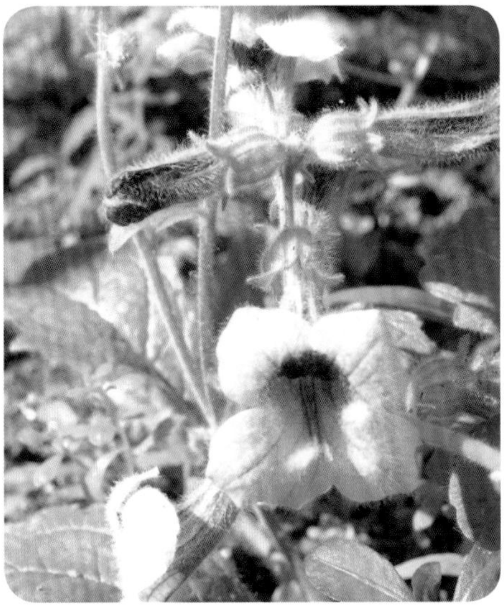

生地黄

百合

【组成】生地黄 9g，熟地黄 9g，百合 6g，麦冬 6g，玄参 3g，当归身 9g，白芍 3g，桔梗 3g，贝母 6g，甘草 3g。

【功用】滋养肺肾，止咳化痰。

【主治】肺肾阴亏，虚火上炎证。咳嗽气喘，痰中带血，咽喉燥痛，头晕目眩，午后潮热，舌红少苔，脉细数。

古方歌

百合固金二地黄，玄参贝母桔甘藏，
麦冬芍药当归配，喘咳痰血肺家伤。

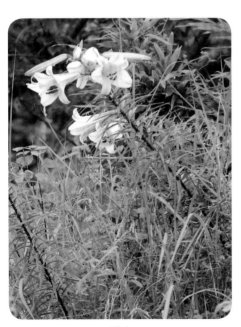

qióng yù gāo

琼玉膏

《洪氏集验方》

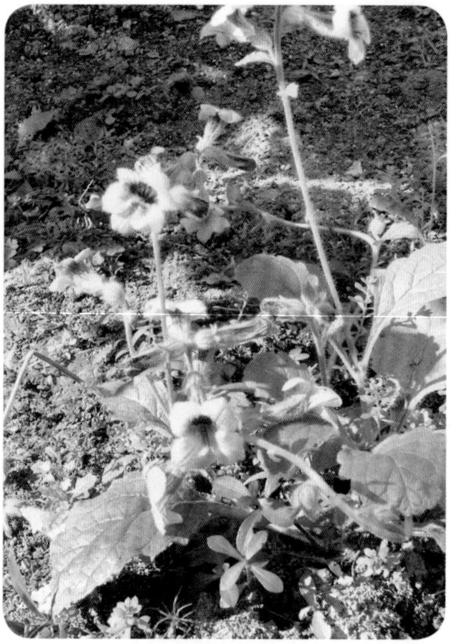

地黄

方歌

生地滋阴且生津，
滋肾凉血效尤珍。
白蜜润肺又止咳，
参苓益气肺气振。
肺肾阴亏肺痨证，
干咳少痰效可信。

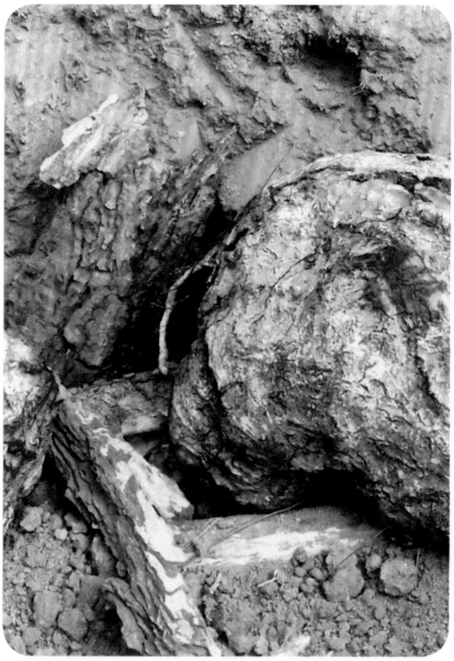

茯苓

【组成】生地黄 8000g，白沙蜜 5000g，人参 750g，白茯苓 1500g。

【功用】滋阴润肺，益气补脾。

【主治】肺肾阴亏之肺痨。干咳少痰，咽燥咯血，气短乏力，肌肉消瘦。舌红少苔，脉细数。

古方歌

琼玉膏用生地黄，参苓白蜜炼膏尝，
肺枯干咳虚劳症，金水相滋效倍彰。

yù yè tāng

玉液汤

《医学衷中参西录》

方歌

山药黄芪补气阴，
益气固肾功效珍。
知母花粉滋肺阴，
葛根升阳又生津。
运化水谷鸡内金，
五味益气善生津。
气阴两虚消渴增，
饮多尿多服之应。

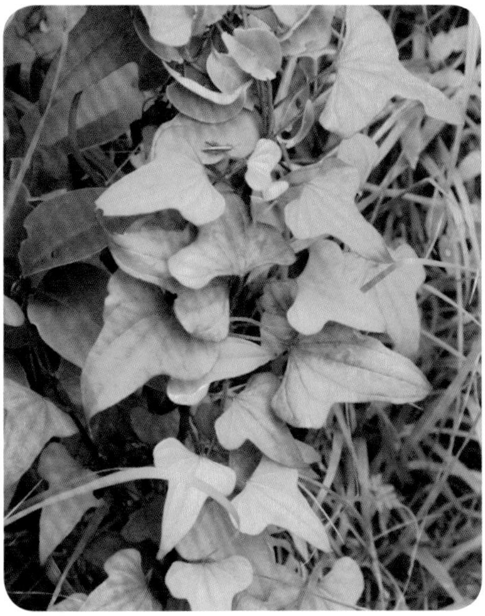

山药

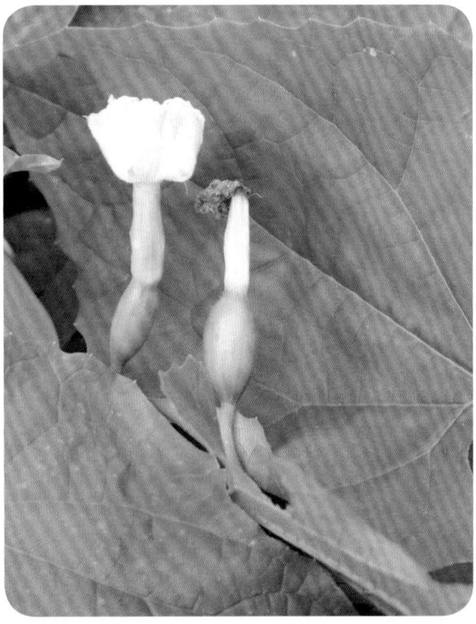

天花粉

【组成】山药 30g，生黄芪 15g，天花粉 9g，知母 18g，葛根 5g，生鸡内金 6g，五味子 9g。

【功用】益气滋阴，固肾止渴。

【主治】气阴两虚之消渴。口常干渴，饮水不解，小便频数量多，或小便浑浊，困倦气短，舌嫩红而干，脉虚细无力。

古方歌

玉液山药芪葛根，花粉知味鸡内金，
消渴口干溲多数，证属气阴两虚者。

zēng yè tāng
增液汤

《温病条辨》

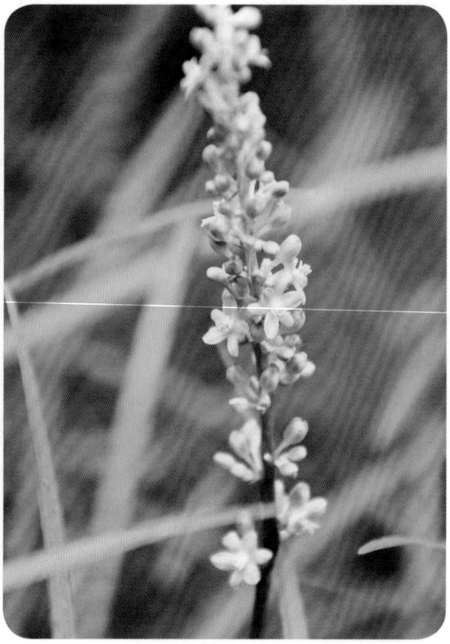

麦冬

方歌

玄参清热且养阴，
滋养肾水与肺津。
麦地清热又滋阴，
肺与大肠相呼应。
津亏肠燥便秘证，
口干舌燥效可信。

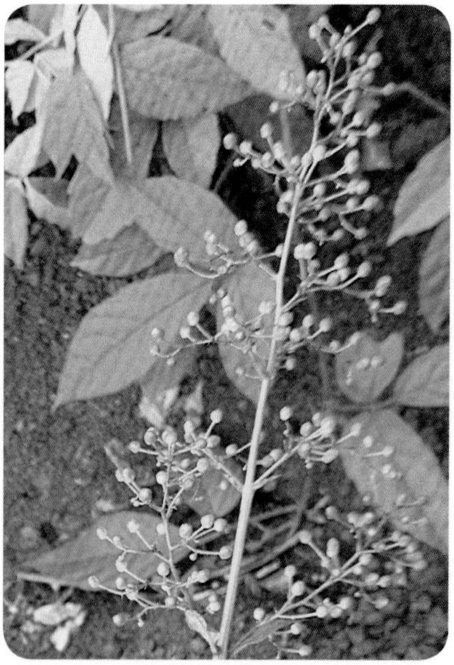

玄参

【组成】玄参 30g，麦冬 24g，细生地 24g。

【功用】增液润燥。

【主治】阳明温病，津亏肠燥便秘证。大便秘结，口渴。舌干红，脉细数或沉而无力。

古方歌

增液汤用玄地冬，无水行舟便不通，
结合硝黄作泻剂，补泄兼施效不同。

第十五章

祛湿剂
（19 种）

第一节 燥湿和胃剂（2种）

píng wèi sǎn
平胃散

《简要济众方》

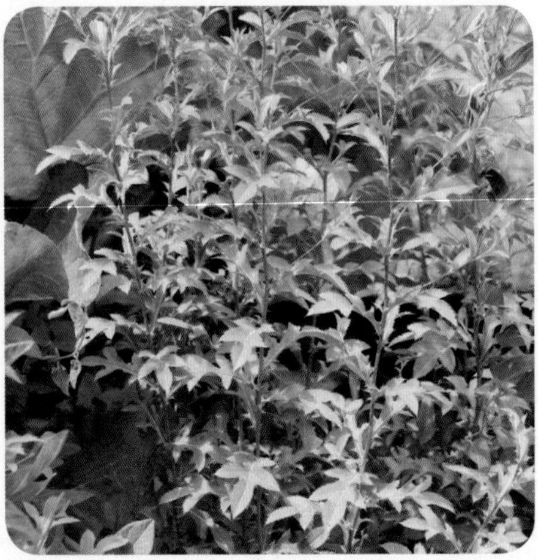

苍术

方歌

苍术燥湿运脾佳，
厚朴行气痞满瘥。
陈皮理气又和胃，
调和诸药甘草加。
湿滞脾胃胀满生，
燥湿行气真到家。

【组成】苍术 12g，厚朴 9g，陈皮 6g，甘草 3g。

【功用】燥湿运脾，行气和胃。

【主治】湿滞脾胃证。脘腹胀满，不思饮食，口淡无味，恶心呕吐，嗳气吞酸，肢体沉重，怠惰嗜卧，常多自利，舌苔白腻而厚，脉缓。

古方歌

平胃散用苍术朴，陈皮甘草四般药，
除湿散满驱瘴岚，调胃诸方以此扩，
又不换金正气散，即是此方加夏藿。

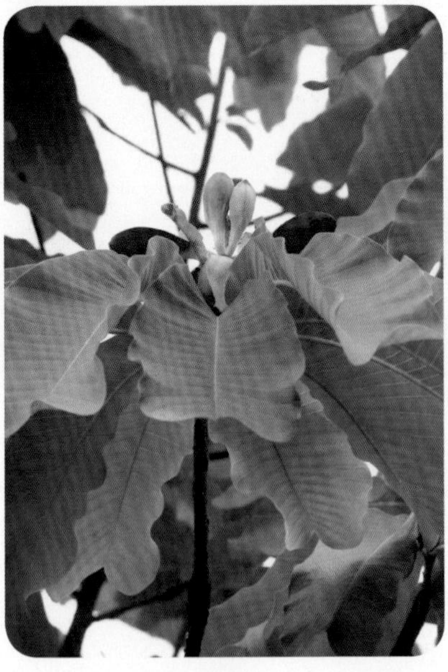

厚朴

huò xiāng zhèng qì sǎn

藿香正气散

《太平惠民和剂局方》

方歌

藿香芳香化湿滞，
解暑辟秽和中气。
陈半理气护胃气，
术苓健脾祛湿气。
紫苏白芷醒脾气，
厚朴腹皮祛湿滞。
桔梗宣肺利胸膈，
姜枣调营和胃气。
外感风寒湿滞证，
寒热头痛又吐泻，
胸膈满闷效可期。

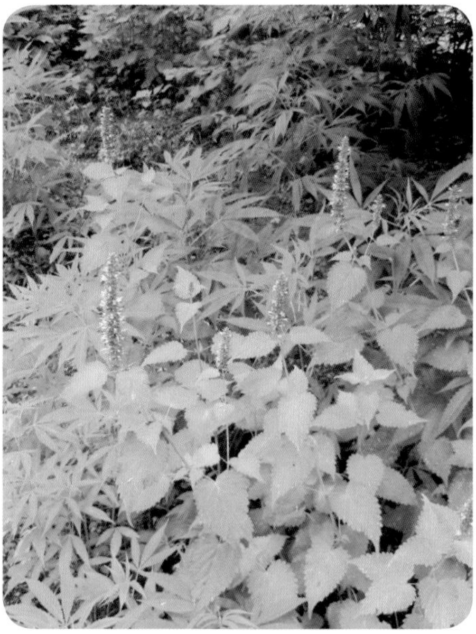

藿香

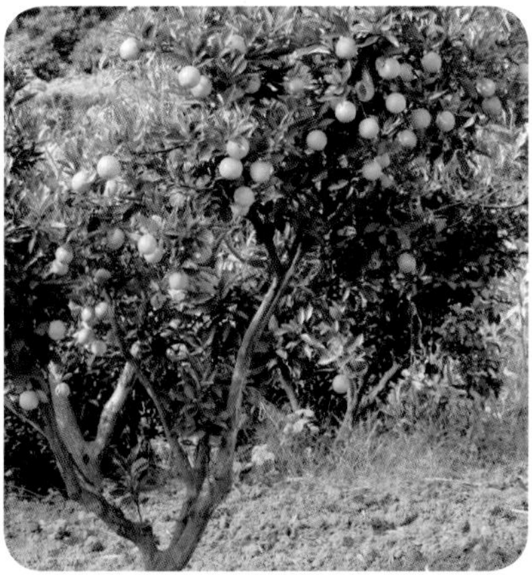

陈皮

【组成】藿香 9g，陈皮 6g，半夏曲 6g，白术 6g，茯苓 3g，紫苏 3g，白芷 3g，桔梗 6g，大腹皮 3g，厚朴 6g，炙甘草 8g。

【功用】解表化湿，理气和中。

【主治】外感风寒，内伤湿滞证。霍乱吐泻，恶寒发热，头痛，胸膈满闷，脘腹疼痛，山岚瘴疟，水土不服。

古方歌

藿香正气大腹苏，甘桔陈苓术朴俱，
夏曲白芷加姜枣，感伤岚瘴并能驱。

第二节　清热祛湿剂（7种）

茵陈蒿汤

yīn chén hāo tāng

《伤寒论》

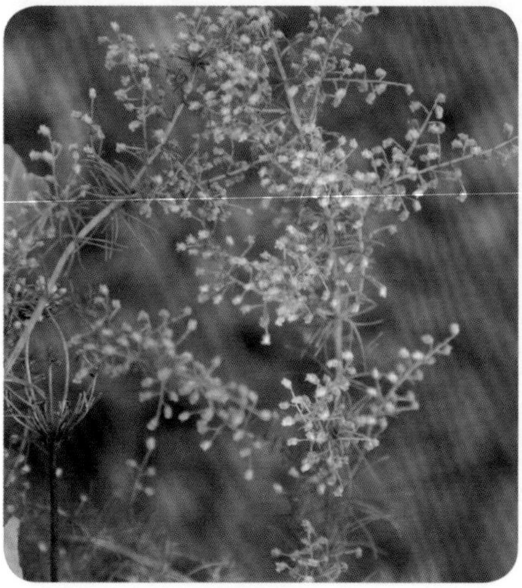

茵陈蒿

方歌

退黄要药茵陈蒿，
肝胆脾胃湿热消。
栀子能泻三焦火，
泻热逐瘀大黄饶。
清热利湿退黄疸，
黄疸发热疗效高。
呕恶腹胀尿赤黄，
湿热黄疸代表方。

【组成】茵陈 18g，栀子 12g，大黄 6g。

【功用】清热利湿退黄。

【主治】湿热黄疸。一身面目俱黄，黄色鲜明，发热，无汗或但头汗出，口渴欲饮，恶心呕吐，腹微满，小便短赤，大便不爽或秘结，舌红苔黄腻，脉沉数或滑数有力。

古方歌

茵陈蒿汤治阳黄，栀子大黄组成方，
栀子柏皮加甘草，茵陈四逆治阴黄。

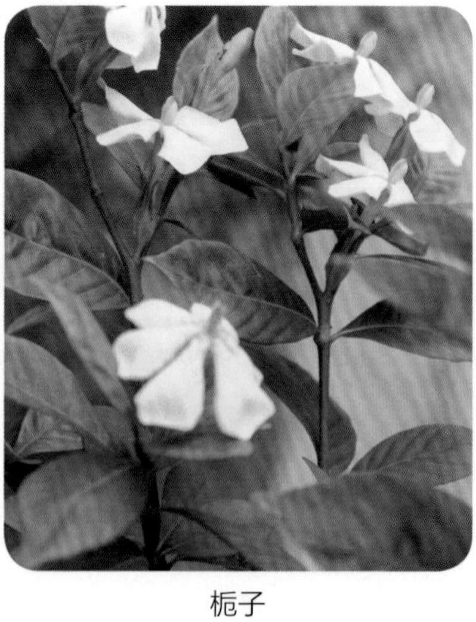

栀子

bā zhèng sǎn

八正散

《太平惠民和剂局方》

方歌

滑石利湿又通淋，
木通清心湿下渗。
萹蓄瞿麦车前子，
清热利尿且通淋。
清利三焦山栀子，
荡涤邪热大黄灵。
甘草灯心清热淋，
尿频尿急服之停。

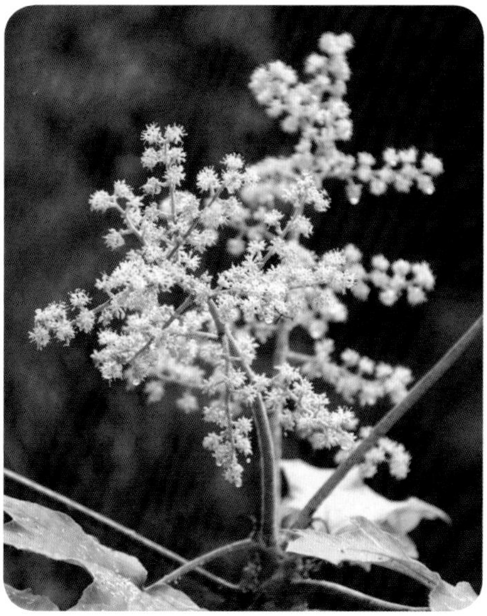

木通

车前子

【组成】滑石、木通、萹蓄、瞿麦、车前子、山栀子仁、大黄、甘草各9g。（若做汤剂可加灯心草水煎服）

【功用】清热泻火，利水通淋。

【主治】热淋。尿频尿急，溺时涩痛，淋沥不畅，尿色浑赤，甚则癃闭不通，小腹急满，口燥咽干，舌苔黄腻，脉滑数。

古方歌

八正木通与车前，萹蓄大黄滑石研，
草梢瞿麦兼栀子，煎加灯草痛淋蠲。

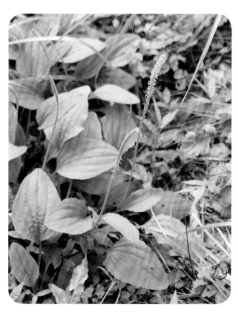

三仁汤
sān rén tāng

《温病条辨》

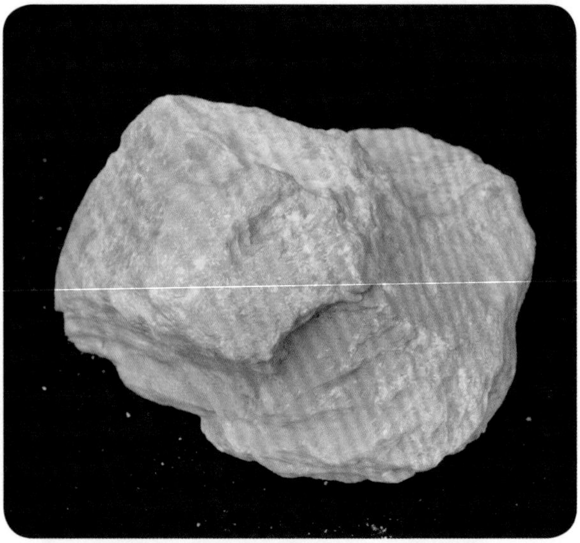

滑石

方歌

滑石清热利湿好，
薏仁杏仁蔻仁妙。
三焦湿热分消治，
通草竹叶利水好。
半夏厚朴祛湿邪，
宣畅气机功效高。
湿温初起暑夹湿，
湿重于热极疲劳，
头痛身重此方保。

【组成】飞滑石 18g，生薏苡仁 18g，杏仁 15g，白蔻仁 6g，白通草 6g，竹叶 6g，半夏 15g，厚朴 6g。

【功用】宣畅气机，清利湿热。

【主治】湿温初起及暑温夹湿之湿重于热证。头痛恶寒，身重疼痛，肢体倦怠，面色淡黄，胸闷不饥，午后身热，苔白不渴，脉弦细而濡。

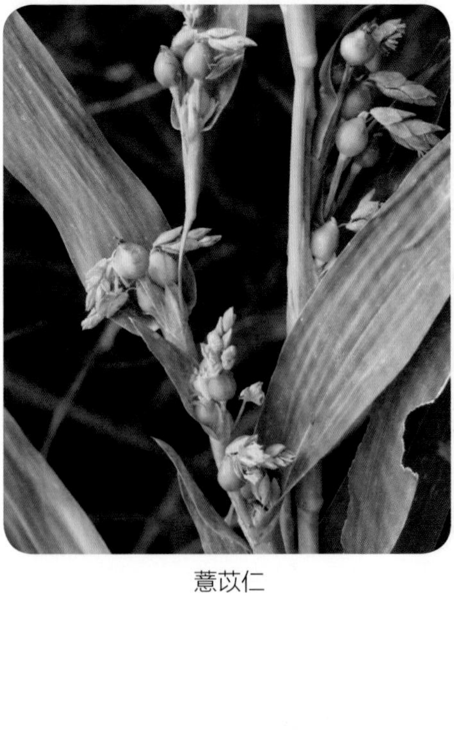

薏苡仁

古方歌

三仁杏蔻薏苡仁，朴夏通草滑竹伦，
水用甘澜扬百遍，湿温初起此方遵。

lián pò yǐn

连朴饮

《霍乱论》

方歌

黄连擅长清湿热，
厚朴燥湿气机畅。
芦根清热止呕吐，
半夏和胃止呕强。
栀子清心且泄热，
菖蒲芳香醒脾良。
宣郁除烦淡豆豉，
湿热脘闷吐泻宜。

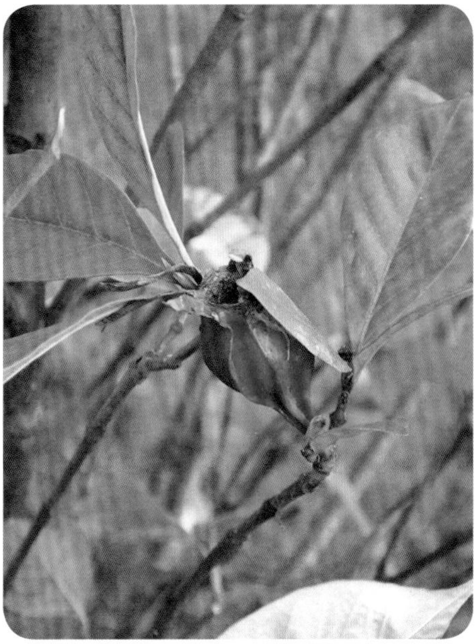

栀子

芦根

【组成】川黄连 3g，制厚朴 6g，芦根 60g，制半夏 3g，栀子 9g，石菖蒲 3g，香豉 9g。

【功用】清热化湿，理气和中。

【主治】湿热霍乱。上吐下泻，胸脘痞闷，心烦躁扰，小便短赤，舌苔黄腻，脉濡数。

古方歌

连朴饮用香豆豉，菖蒲半夏焦山栀，
芦根厚朴黄连入，清热霍乱此方施。

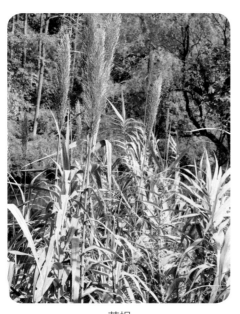

èr miào sǎn
二妙散

《丹溪心法》

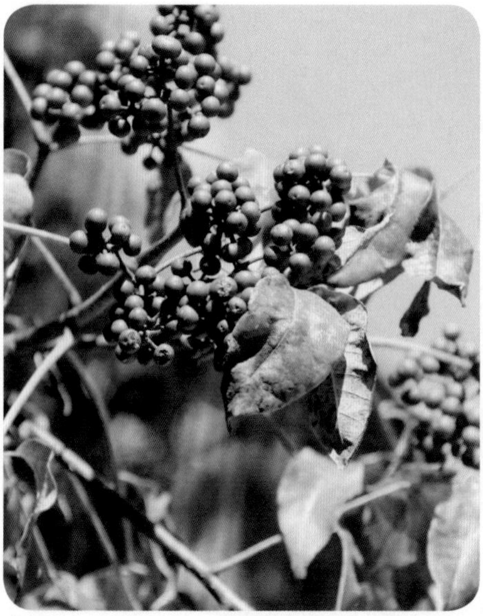

黄柏

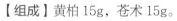

方歌

下焦湿热用黄柏，
配上苍术更燥湿。
筋骨疼痛至足膝，
湿热带下湿疮生。
痿痹麻木三妙丸，
补益肝肾加牛膝。
湿热痿证四妙丸，
健脾渗湿薏米拾。

【组成】黄柏 15g，苍术 15g。

【功用】清热燥湿。

【主治】湿热下注证。筋骨疼痛，或两足痿软，或足膝红肿疼痛，或湿热带下，或下部湿疮、湿疹，小便短赤，舌苔黄腻。

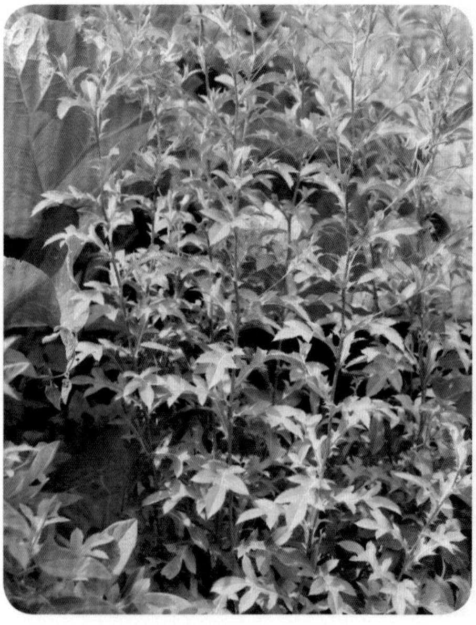

苍术

古方歌

二妙散中苍柏煎，若云三妙牛膝添，
再加苡仁名四妙，湿热下注痿痹痊。

【附方】三妙丸（sān miào wán）

《医学正传》

【组成】黄柏 12g，苍术各 18g，川牛膝 6g。

【功用】清热燥湿，活血通经。

【主治】湿热下注之痿痹。两脚麻木或肿痛，或如火烙之热，痿软无力。

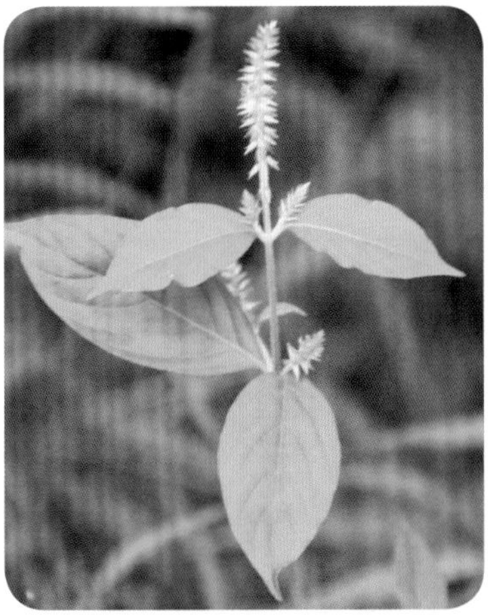

川牛膝

【附方】四妙丸（sì miào wán）

《成方便读》

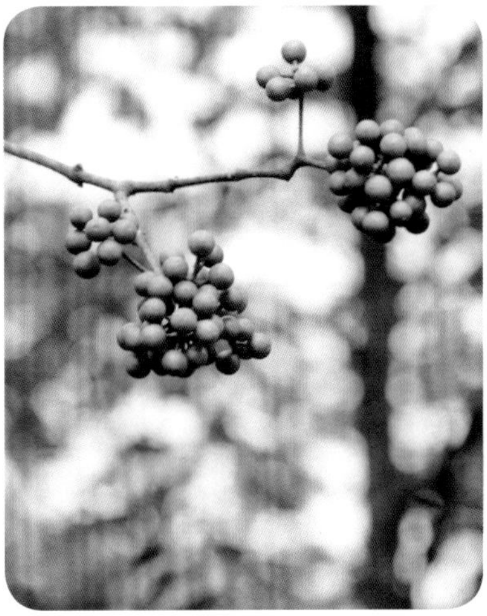

黄柏

【组成】黄柏 24g，苍术 24g，川牛膝 24g，薏苡仁 24g。

【功用】清热利湿，舒筋壮骨。

【主治】湿热痿证。两足麻木、痿软、肿痛。

第三节 利水渗湿剂（4种）

五苓散
wǔ líng sǎn

《伤寒论》

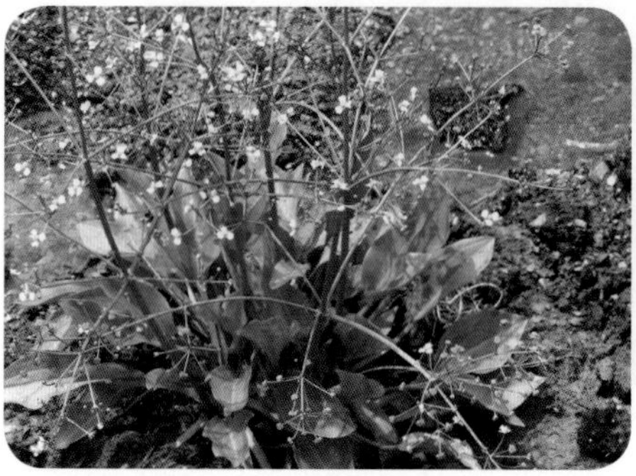

泽泻

【组成】泽泻 15g，猪苓 9g，茯苓 9g，白术 9g，桂枝 6g。

【功用】利水渗湿，温阳化气。

【主治】1. 蓄水证。小便不利，头痛微热，烦渴欲饮，甚则水入即吐，舌苔白，脉浮。

2. 痰饮。脐下动悸，吐涎沫而头眩，或短气而咳者。

3. 水湿内停证。水肿、泄泻，小便不利，以及霍乱吐泻等。

古方歌

五苓散治太阳腑，白术泽泻猪苓茯，
桂枝化气兼解表，小便通利水饮除。

方歌

泽泻利尿效果佳，
猪苓茯苓辅助它。
补气健脾佐白术，
温阳化气桂枝加。
水湿内停蓄水证，
小便不利且水肿，
痰饮眩晕为妙方。

猪苓

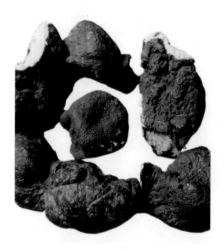

zhū líng tāng
猪苓汤

《伤寒论》

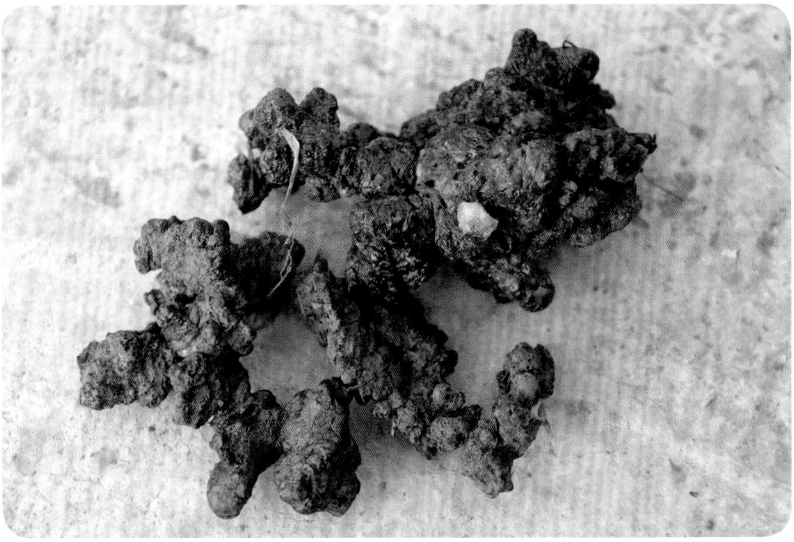

猪苓

方歌

猪苓渗湿利水好，
泽苓利水功效高。
滑石清热又利湿，
阿胶滋阴阴血保。
水热互结伤阴证，
发热口渴此方瘳。

【组成】猪苓 10g，泽泻 10g，茯苓 10g，滑石 10g，阿胶 10g。

【功用】利水渗湿，养阴清热。

【主治】水热互结伤阴证。发热，口渴欲饮，小便不利，或心烦不寐，或咳嗽，或呕恶，或下利，舌红苔白或微黄，脉细数。亦治热淋、血淋等。

古方歌

猪苓汤用猪茯苓，泽泻滑石阿胶并，
小便不利兼烦渴，利水养阴热亦平。

fáng jǐ huáng qí tāng

防己黄芪汤

《金匮要略》

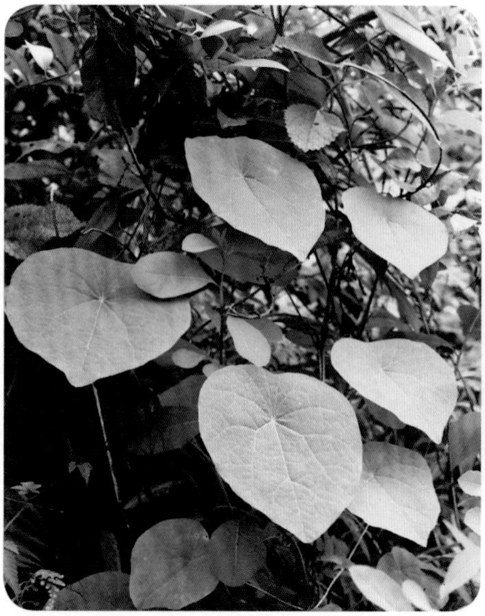

防己

方歌

防己祛风又止痛，
益气固表黄芪从。
白术健脾又祛湿，
甘草益气又和中。
生姜大枣调营卫，
表虚风水风湿痛。
汗出恶风身重肿，
肢节疼痛渐无踪。

【组成】防己 12g，黄芪 15g，白术 9g，甘草 6g，生姜 4 片，大枣 1 枚。

【功用】益气祛风，健脾利水。

【主治】表虚之风水或风湿证。汗出恶风，身重微肿，或肢节疼痛，小便不利，舌淡苔白，脉浮。

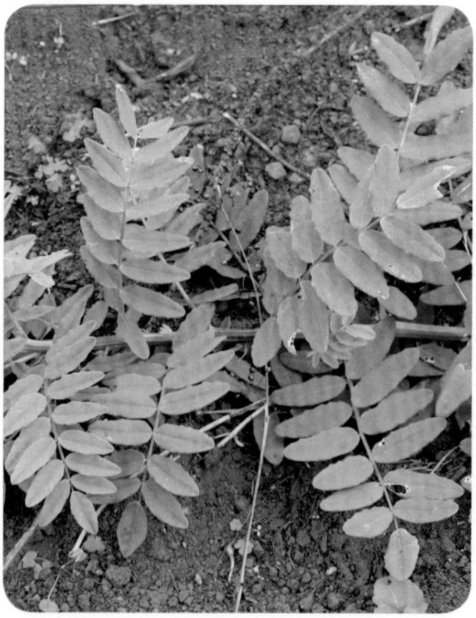

黄芪

古方歌

金匮防己黄芪汤，白术甘草枣生姜，
益气祛风又行水，表虚风水风湿康。

wǔ pí sǎn

五皮散

《华氏中藏经》

方歌

皮肤水肿茯苓皮，
行气消胀大腹皮。
醒脾化湿用陈皮，
皮肤肿胀生姜皮。
肃降肺气桑白皮，
利水消肿有五皮。
水停气滞皮水证，
一身悉肿此方医。

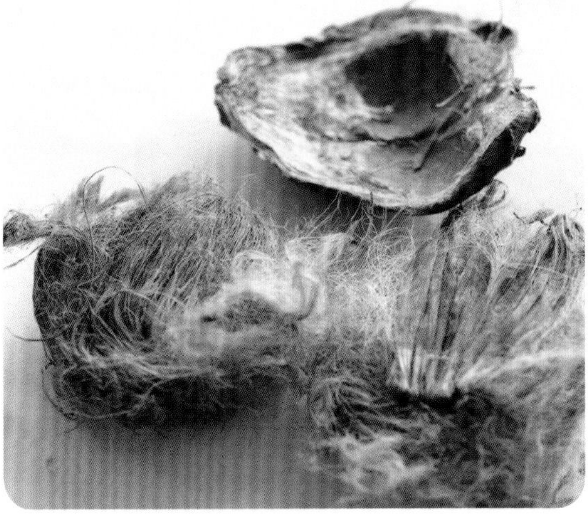

大腹皮

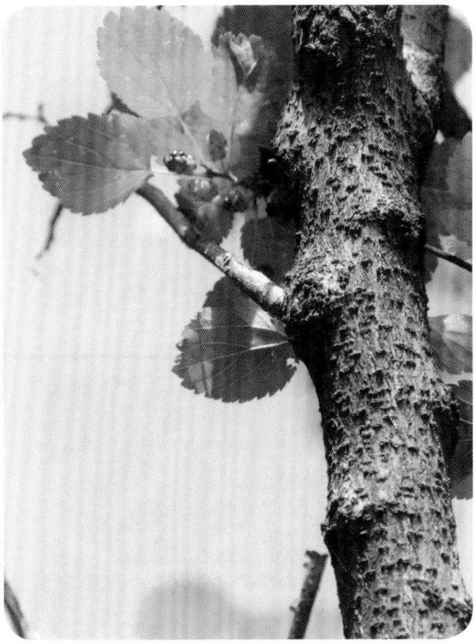

桑白皮

【组成】茯苓皮 9g，大腹皮 9g，陈橘皮 9g，生姜皮 9g，桑白皮 9g。

【功用】利水消肿，理气健脾。

【主治】水停气滞之皮水证。一身悉肿，肢体沉重，心腹胀满，上气喘急。小便不利及妊娠水肿，苔白腻，脉沉缓。

古方歌

五皮散用五般皮，陈茯姜桑大腹奇，
或用五加易桑白，脾虚肤胀此方司。

第四节　温化寒湿剂（3种）

苓桂术甘汤
líng guì zhú gān tāng

《金匮要略》

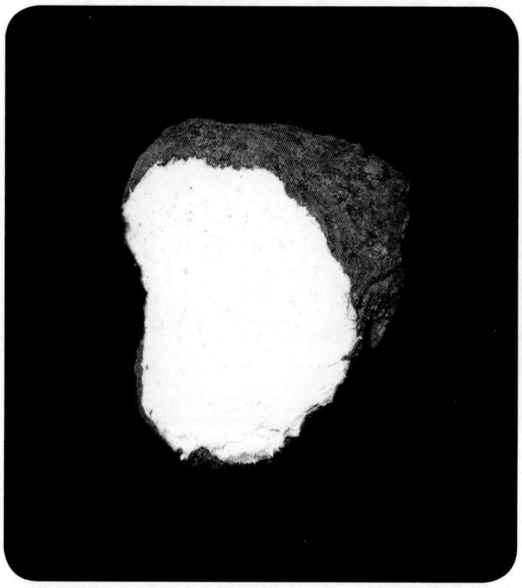

茯苓

方歌

茯苓健脾化痰饮，
桂枝温阳饮化尽。
白术健脾且燥湿，
甘草化痰调药性。
中阳不足痰饮证，
胸胁支满服之灵。

【组成】茯苓 12g，桂枝 9g，白术 9g，甘草 6g。

【功用】温阳化饮，健脾利水。

【主治】中阳不足之痰饮。胸胁支满，目眩心悸，或短气而咳，舌苔白滑，脉弦滑或沉紧。

古方歌

苓桂术甘化饮剂，温阳化饮又健脾，
饮邪上逆胸胁满，水饮下行悸眩去。

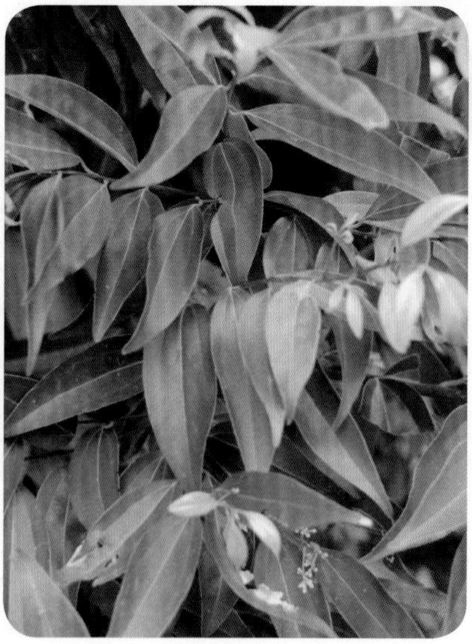

桂枝

gān cǎo gān jiāng fú líng bái zhú tāng
甘草干姜茯苓白术汤

shèn zhuó tāng
（又名肾着汤）

《金匮要略》

方歌

干姜辛热祛寒湿，
温中燠土散寒湿。
茯苓利水且渗湿，
白术健脾又燥湿。
甘草和中调药性，
全方共奏祛寒湿，
身重腰冷服之失。

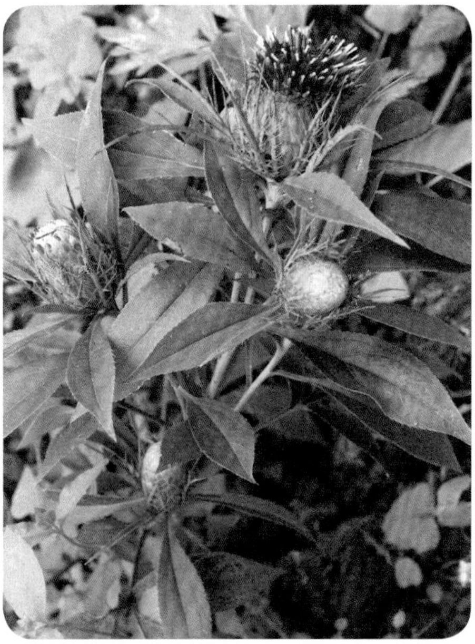

白术

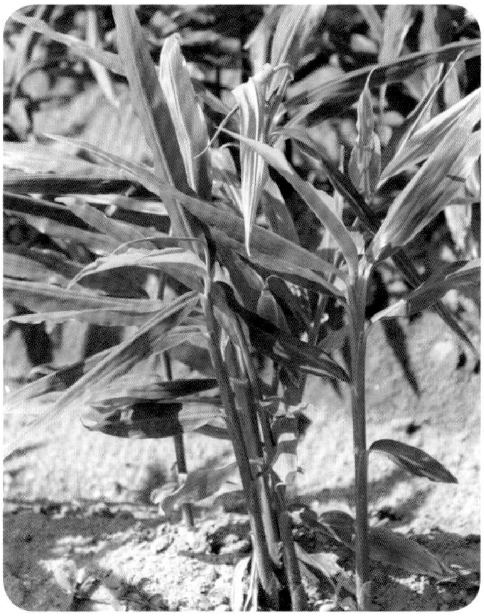

干姜

【组成】干姜 12g，茯苓 12g，白术 6g，甘草 6g。

【功用】祛寒除湿。

【主治】肾着病。身重，腰下冷痛，腰重如带五千钱，饮食如故，口不渴，小便自利，舌淡苔白，脉沉迟或沉缓。

古方歌

肾着汤内用干姜，茯苓甘草白术襄，
伤湿身重与腰冷，亦名甘姜苓术汤。

zhēn wǔ tāng

真武汤

《伤寒论》

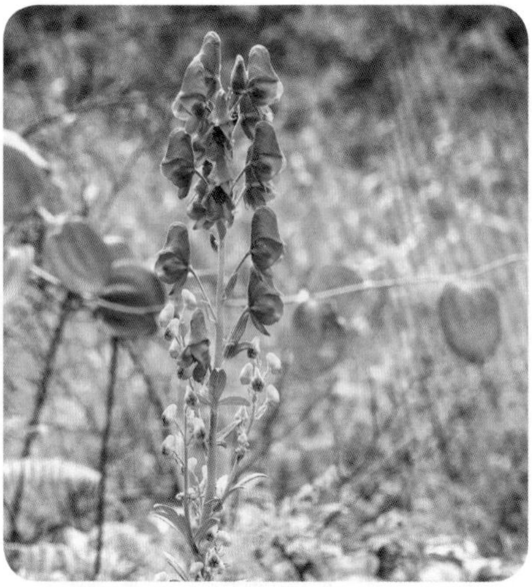

附子

方歌

附子温肾促气化，
温运水湿苓术帮。
生姜温脾助气化，
筋肉瞤动白芍扛。
温阳利水治浮肿，
畏寒肢冷服之康。

【组成】附子9g，茯苓9g，白术6g，生姜9g，芍药9g。

【功用】温阳利水。

【主治】1. 阳虚水泛证。小便不利，四肢沉重疼痛，浮肿，腰以下为甚，畏寒肢厥，腹痛，下利，或咳，或呕，舌淡胖，脉沉细。

2. 太阳病发汗太过，阳虚水泛证。汗出不解，其人仍发热，心下悸，头眩，身动，振振欲擗地。

古方歌

真武汤壮肾中阳，茯苓术芍附生姜。
少阴腹痛有水气，悸眩瞤惕保安康。

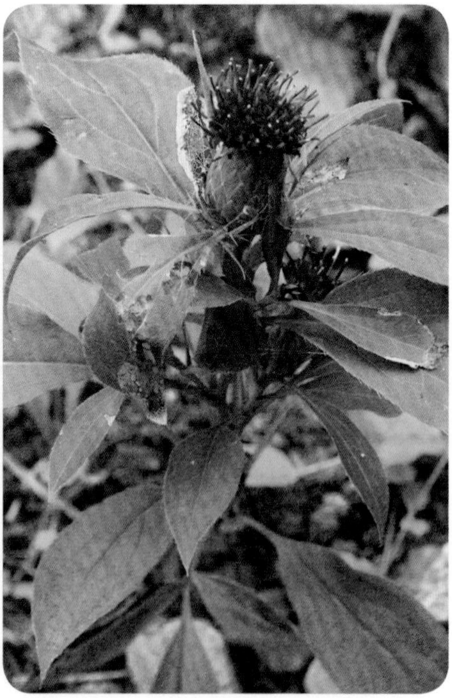

白术

第五节 祛湿化浊剂（1种）

萆薢分清饮
bì xiè fēn qīng yǐn

（原名萆薢分清散）
bì xiè fēn qīng sǎn

《杨氏家藏方》

方歌

萆薢利湿祛浊好，
益智温肾缩尿妙。
菖蒲芳香化湿浊，
乌药行气止痛好。
分清化浊治膏淋，
白浊尿频疗效高。

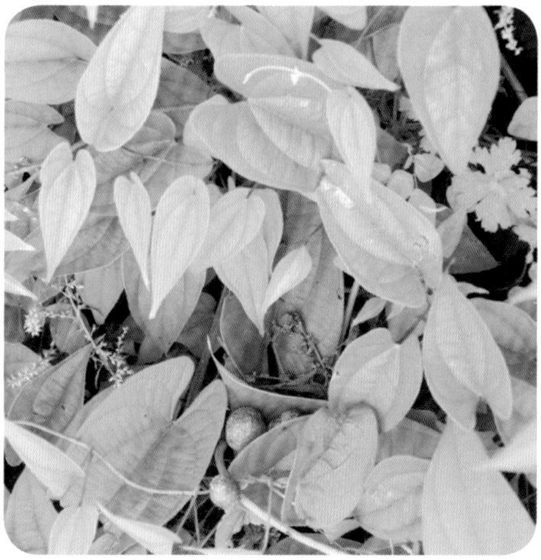

萆薢

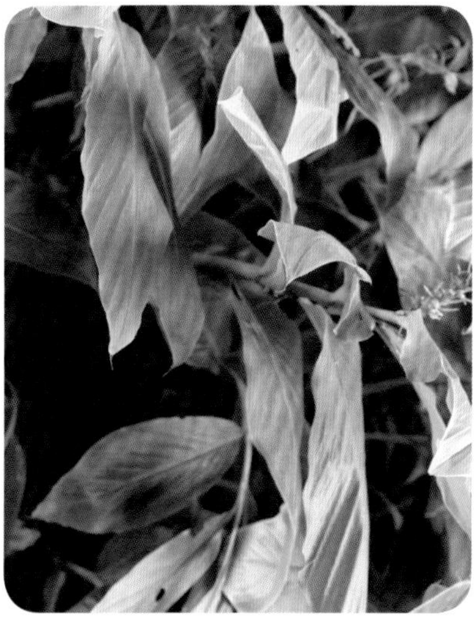

益智仁

【组成】川萆薢9g，益智仁9g，石菖蒲9g，乌药9g。

【功用】温肾利湿，分清化浊。

【主治】下焦虚寒之膏淋、白浊。小便频数，浑浊不清，白如米泔，凝如膏糊，舌淡苔白，脉沉。

古方歌

萆薢分清石菖蒲，萆薢乌药益智俱，
或益茯苓盐煎服，通心固肾浊精驱。

第六节　祛风胜湿剂（2种）

qiāng huó shèng shī tāng

羌活胜湿汤

《脾胃论》

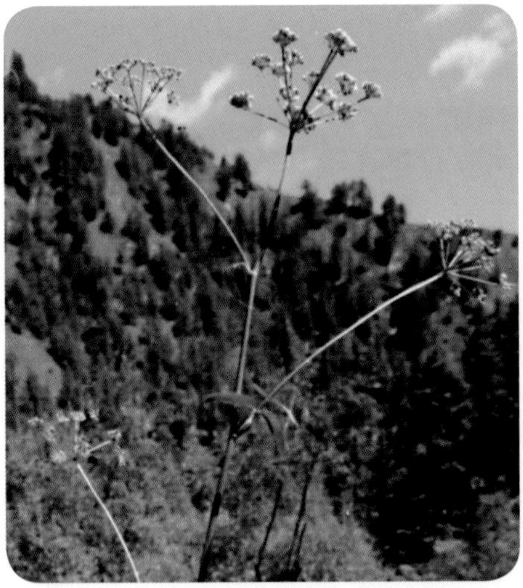

羌活

方歌

羌独活治风湿痛，
肩背腰脊渐轻松。
防芎藁本散风寒，
蔓荆甘草治头风。
风湿犯表痹痛证，
肩背头痛渐轻松。

【组成】羌活 6g，独活 6g，防风 3g，川芎 2g，藁本 3g，蔓荆子 2g，甘草 3g。

【功用】祛风胜湿止痛。

【主治】风湿犯表之痹证。肩背痛不可回顾，头痛身重，或腰脊疼痛，难以转侧，苔白，脉浮。

古方歌

羌活胜湿羌独芎，甘蔓藁本与防风，
湿气在表头腰重，发汗升阳有奇功。

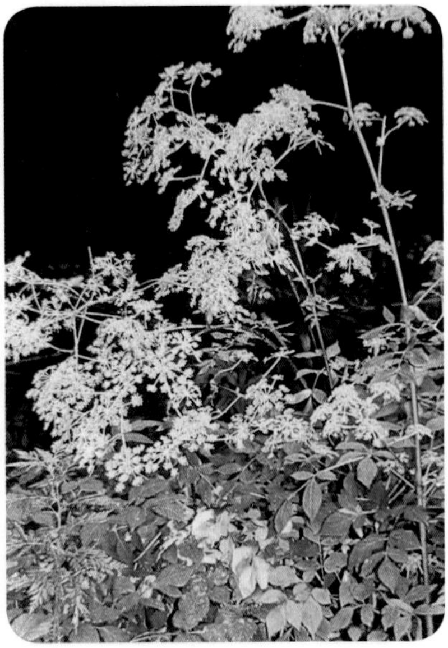

独活

dú huó jì shēng tāng

独活寄生汤

《备急千金要方》

方歌

独活善祛风湿疼，
防辛桂艽除痹痛。
杜牛寄生补肝肾，
地归芍芎营血充。
补气养血参苓草，
祛风湿来止痹痛。
补气血来血脉通，
痹证日久腰膝疼。
关节不利麻木重，
心悸气短得从容。

【组成】独活9g，防风6g，细辛6g，肉桂心6g，秦艽6g，杜仲6g，牛膝6g，桑寄生6g，干地黄6g，当归6g，芍药6g，川芎6g，人参6g，茯苓6g，甘草6g。

【功用】祛风湿，止痹痛，益肝肾，补气血。

【主治】痹证日久，肝肾两虚，气血不足证。腰膝疼痛，肢节屈伸不利，或麻木不仁，畏寒喜温，心悸气短，舌淡苔白，脉细弱。

古方歌

独活寄生艽防辛，芎归地芍桂苓均，
杜仲牛膝人参草，冷风顽痹屈能伸。

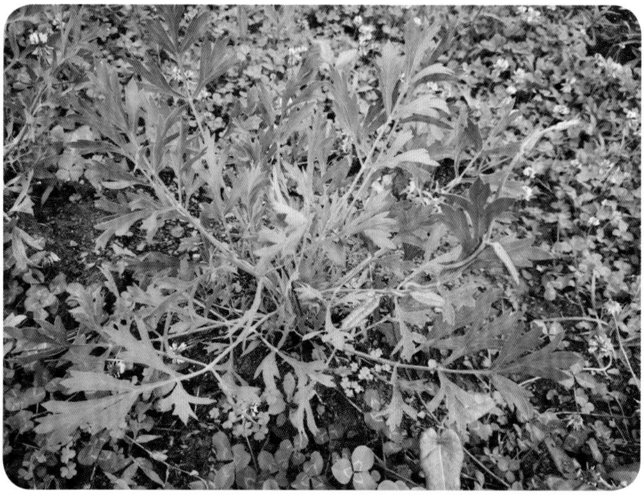

防风

第十六章

祛痰剂
（10种）

第一节　燥湿化痰剂（3种）

èr　chén　tāng

二陈汤

《太平惠民和剂局方》

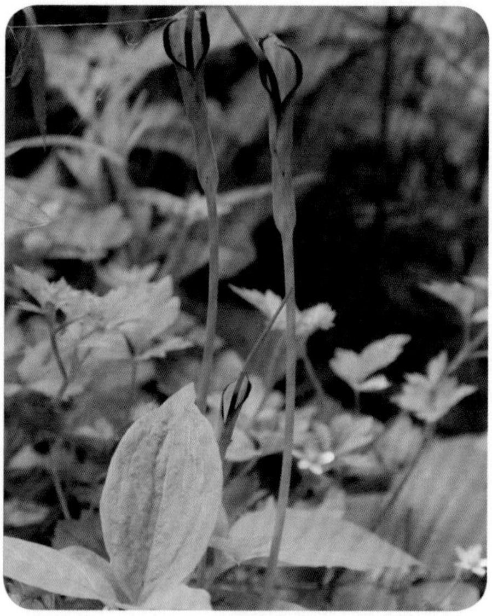

半夏

方歌

半夏善于治湿痰，
橘红燥湿且化痰。
茯苓健脾杜生痰，
甘草和中且祛痰。
湿痰咳嗽痰多证，
色白易咯是妙方。

【组成】半夏10g，橘红10g，白茯苓9g，甘草5g。

【功用】燥湿化痰，理气和中。

【主治】湿痰证。咳嗽痰多，色白易咯，恶心呕吐，胸膈痞闷，肢体困重，或头眩心悸，舌苔白滑或腻，脉滑。

古方歌

二陈汤用半夏陈，益以茯苓甘草成，
理气和中兼燥湿，一切痰饮此方珍。

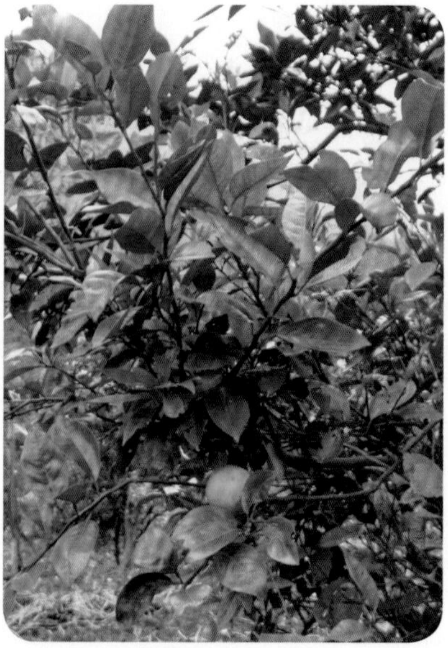

橘红（陈皮）

fú líng wán　zhì tán fú líng wán
茯苓丸（治痰茯苓丸）

《全生指迷方》，录自《是斋百一选方》

方歌

半夏燥湿且化痰，
茯苓健脾杜生痰。
枳壳理气善消痰，
风化朴硝破坚痰。
生姜开胃化湿痰，
痰伏中脘变顽痰。
痰流经络成流痰，
两臂酸痛难上攀，
双手麻木服之瘳。

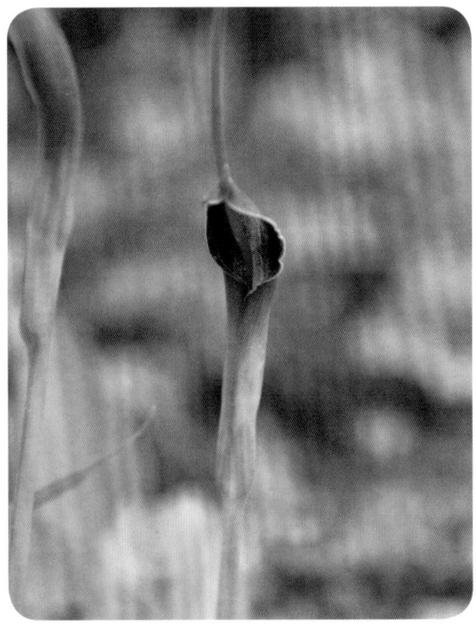

半夏

【组成】半夏 10g，茯苓 6g，枳壳 3g，风化朴硝 1g。生姜 3~5 片。

【功用】燥湿行气，软坚化痰。

【主治】痰伏中脘，流注经络证。两臂酸痛或抽掣，手不得上举，或左右时复转移，或两手麻木，或四肢浮肿，舌苔白腻，脉弦滑等。

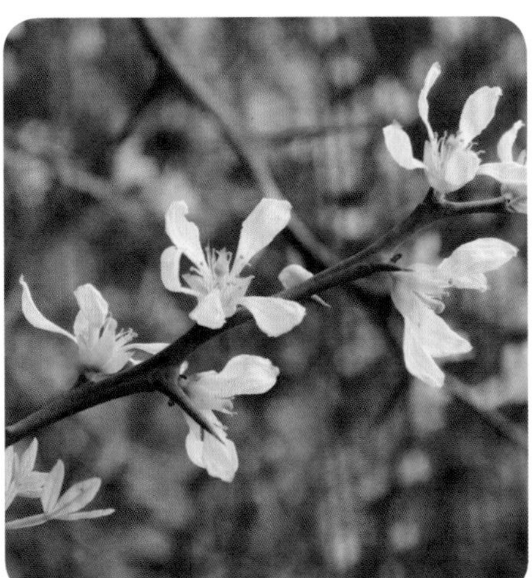

枳壳

古方歌

指迷茯苓丸半夏，风硝枳壳姜汤下，
中脘停痰肩臂痛，气行痰消痛自罢。

wēn dǎn tāng

温胆汤

《三因极一病证方论》

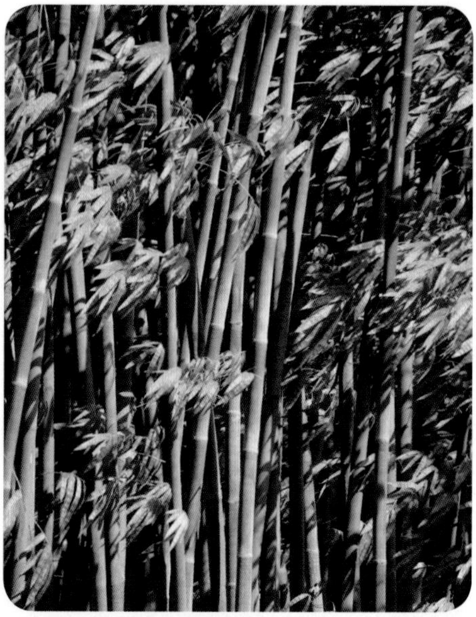

竹茹

方歌

半夏竹茹搭配好，
化痰和胃热痰消。
陈枳理气善消痰，
茯苓健脾渗湿妙。
调和胆胃草姜枣，
胆胃不和痰热扰。
胆怯易惊心中烦，
失眠多梦疗效高。

【组成】半夏 6g，竹茹 6g，陈皮 9g，枳实 6g，茯苓 5g，甘草 3g，生姜 5 片，大枣 1 枚。

【功用】理气化痰，和胃利胆。

【主治】胆胃不和，痰热内扰证。胆怯易惊，头眩心悸，心烦不眠，夜多异梦，或呕恶呃逆，或眩晕，或癫痫等，苔腻微黄，脉弦滑。

古方歌

温胆夏茹枳陈助，佐以茯草姜枣煮，
理气化痰利胆胃，胆郁痰扰诸症除。

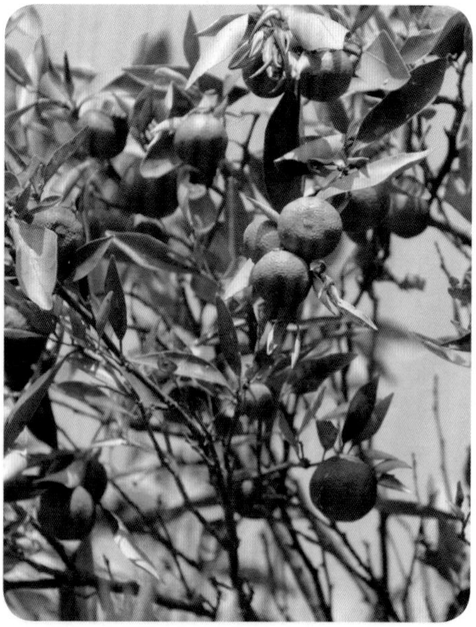

陈皮

第二节 清热化痰剂（3种）

qīng qì huà tán wán
清气化痰丸

《医方考》

方歌

清热化痰胆南星，
清肺化痰瓜蒌仁。
清肺泻火选黄芩，
化痰散结半夏迎。
枳陈理气宽胸襟，
化痰止咳用杏仁。
茯苓健脾杜生痰，
清热化痰止咳神，
热痰咳嗽效可信。

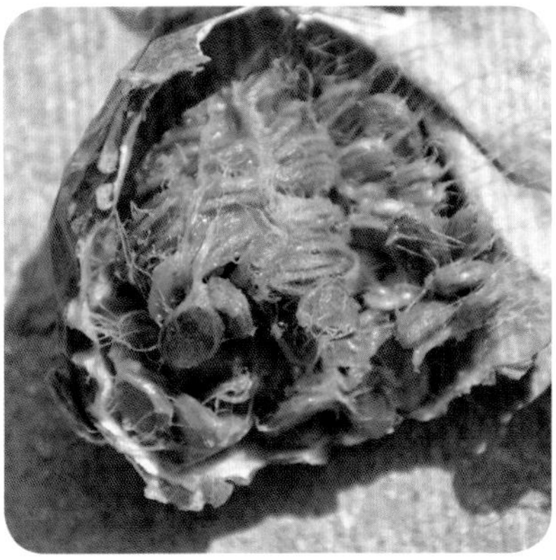

瓜蒌仁

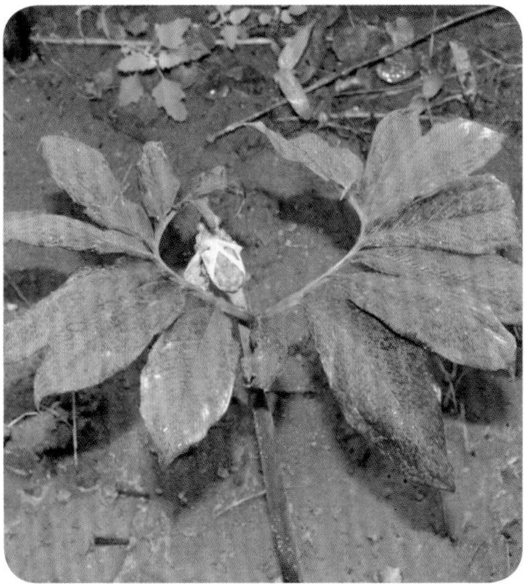

天南星（胆南星的原植物）

【组成】胆南星 9g，瓜蒌仁 6g，黄芩 6g，半夏 9g，枳实 6g，陈皮 6g，杏仁 6g，茯苓 6g。

【功用】清热化痰，理气止咳。

【主治】热痰咳嗽。咳嗽，咳痰黄稠，胸膈痞闷，甚则气急呕恶，舌质红，苔黄腻，脉滑数。

古方歌

清气化痰胆星蒌，夏芩杏陈枳实投，
茯苓姜汁糊丸服，气顺火清痰热疗。

xiǎo xiàn xiōng tāng

小陷胸汤

《伤寒论》

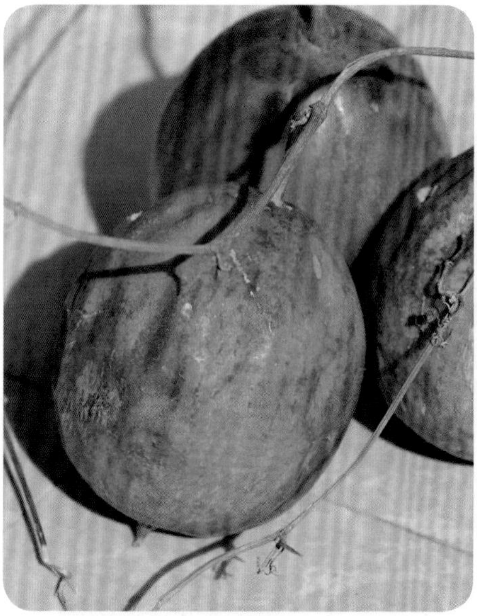

全瓜蒌

方歌

清热化痰瓜蒌实，
宽胸散结为上策。
黄连泻火心火降，
半夏祛痰痞满失。
痰热互结心下痞，
心胸闷痛服之泰。

【组成】瓜蒌实 20g，黄连 6g，半夏 10g。

【功用】清热化痰，宽胸散结。

【主治】痰热互结之小结胸证。心下痞闷，按之则痛，或心胸闷痛，或咳痰黄稠，舌红苔黄腻，脉滑数。

古方歌

小陷胸汤连夏蒌，宽胸散结涤痰优，
痰热内结痞满痛，苔黄脉滑此方求。

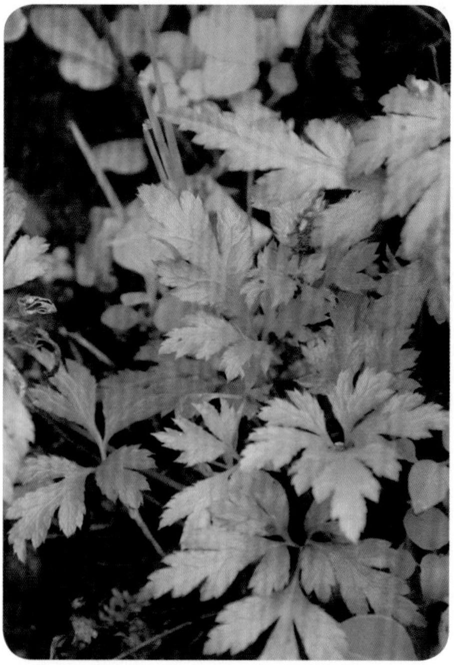

黄连

滚痰丸（礞石滚痰丸）

gǔn tán wán méng shí gǔn tán wán

《玉机微义》

方歌

礞石软坚坠顽痰，
大黄荡涤实热痰。
黄芩能清上焦火，
沉香顺气且消痰。
实热老痰发癫狂，
心悸怔忡且心烦。
咳喘且多黄稠痰，
梦多奇怪真不凡。
一切怪病先治痰，
这种理论可参考。

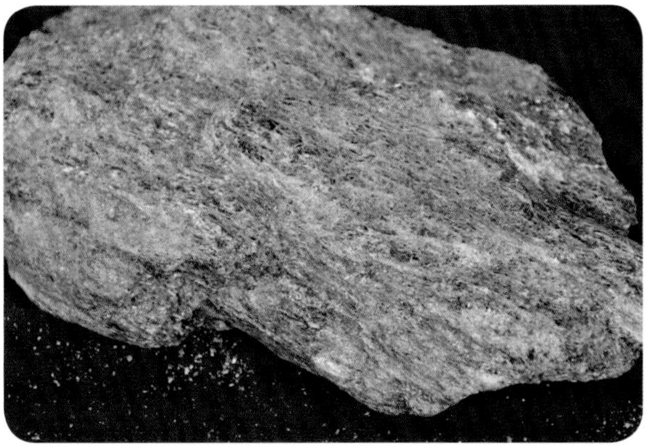

青礞石

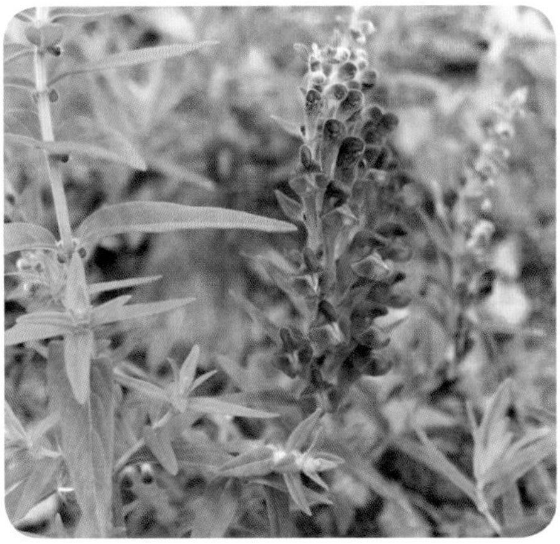

黄芩

【组成】礞石 3g，大黄 24g，黄芩 24g，沉香 2g。

【功用】泻火逐痰。

【主治】实热老痰证。癫狂昏迷，或心悸怔忡，咳喘痰稠，胸膈痞满，或眩晕耳鸣，绕颈结核，或口眼动，不寐，或梦寐奇怪之状，或骨节猝痛难以名状，或噎息烦闷，大便秘结，舌苔黄厚而腻。

古方歌

滚痰丸用青礞石，大黄黄芩沉水香，
百病多因痰作祟，顽痰怪症力能匡。

第三节 润燥化痰剂（1种）

bèi mǔ guā lóu sǎn
贝母瓜蒌散

《医学心悟》

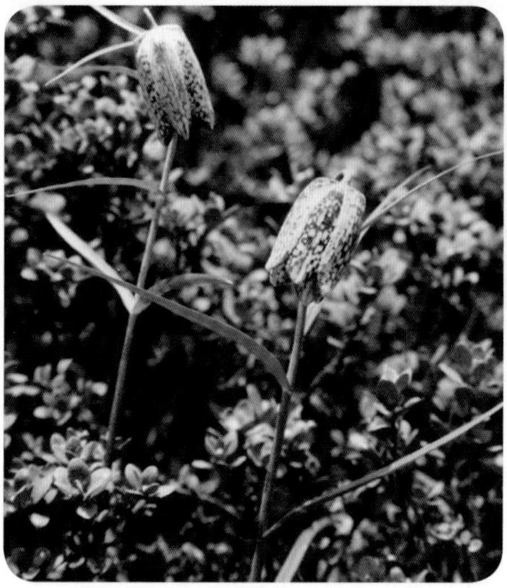

川贝母

【组成】贝母 9g，瓜蒌 6g，天花粉 5g，茯苓 5g，橘红 5g，桔梗 5g。

【功用】润肺清热，理气化痰。

【主治】燥痰咳嗽。咳嗽痰少，咯痰不爽，涩而难出，咽喉干燥，苔白而干。

古方歌

贝母瓜蒌天花粉，橘红茯苓加桔梗，
肺燥有痰咳难出，润肺化痰此方珍。

方歌

贝母润肺化痰妙，
瓜蒌清热涤痰好。
花粉润燥化燥痰，
茯苓健脾化痰高。
橘红理气善消痰，
桔梗宣肺祛痰好。
燥痰咳嗽咯不爽，
痰少咽干易有效。

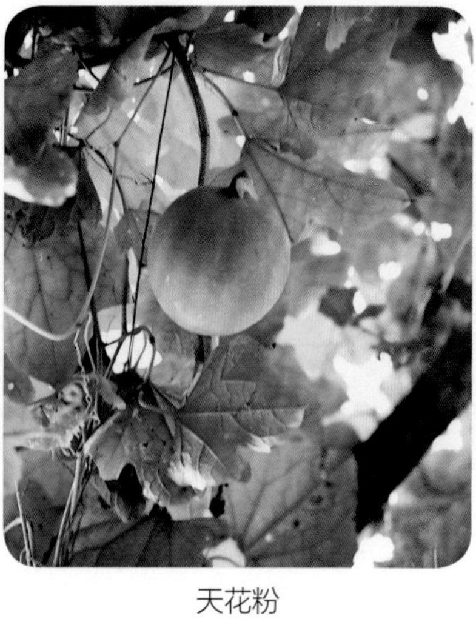

天花粉

第四节　温化寒痰剂（2种）

líng gān wǔ wèi jiāng xīn tāng
苓甘五味姜辛汤

《金匮要略》

方歌

干姜温肺化痰饮，
细辛散寒化寒饮。
茯苓健脾杜生痰，
敛肺止咳五味迎。
甘草止咳调药性，
温肺化饮须寒饮。
寒饮咳嗽胸膈闷，
痰白清稀效可信。

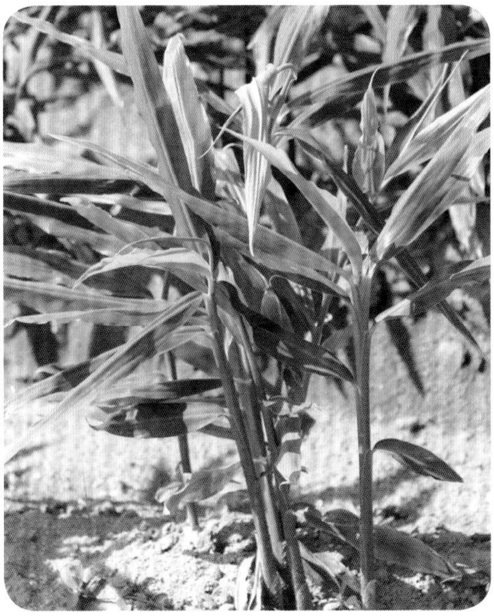

干姜

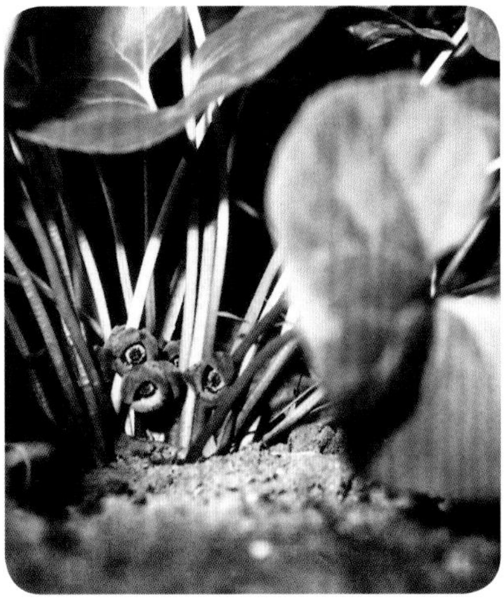

细辛

【组成】干姜 9g，细辛 3g，茯苓 12g，五味子 5g，甘草 9g。

【功用】温肺化饮。

【主治】寒饮咳嗽。咳嗽痰多，清稀色白，胸膈痞满，舌苔白滑，脉弦滑。

古方歌

苓甘五味姜辛汤，温肺化饮常用方，
半夏杏仁均可加，寒痰水饮咳嗽康。

sān zǐ yǎng qīn tāng

三子养亲汤

《韩氏医通》

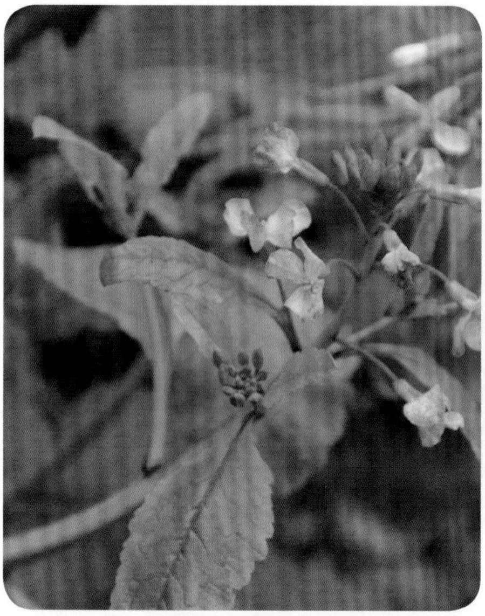

莱菔子

方歌

温肺化痰白芥子，
降气消痰紫苏子。
消食导滞莱菔子，
三子养亲痰必治。
温肺化痰消食滞，
痰壅气逆食滞证，
痰多胸痞此方施。

【组成】白芥子、紫苏子、莱菔子各9g。

【功用】温肺化痰，降气消食。

【主治】痰壅气逆食滞证。咳嗽喘逆，痰多胸痞，食少难消，舌苔白腻，脉滑。

古方歌

三子养亲祛痰方，芥苏莱菔共煎汤，
大便实硬加熟蜜，冬寒更可加生姜。

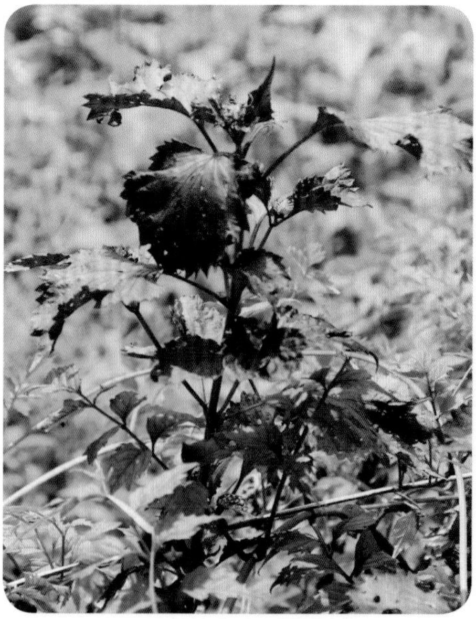

紫苏

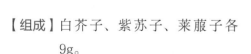

第五节 治风化痰剂（1种）

bàn xià bái zhú tiān má tāng
半夏白术天麻汤

《医学心悟》

方歌

半夏燥湿化痰好，
天麻平肝息风妙。
苓术健脾杜痰湿，
橘红甘草化痰高。
生姜大枣调脾胃，
风痰眩晕头痛扰。
胸膈痞闷且呕恶，
舌苔白腻此方瘳。

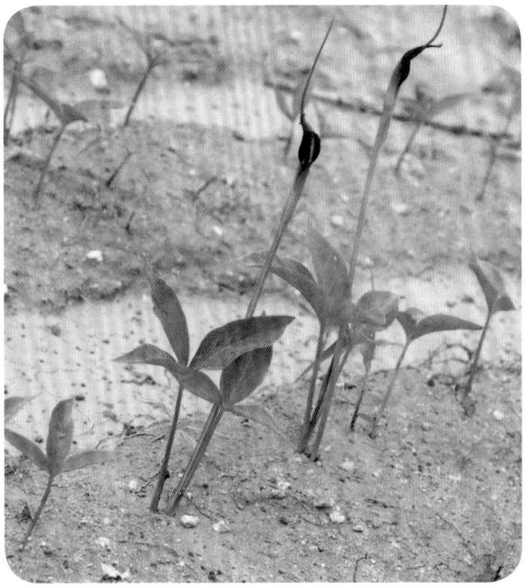

半夏

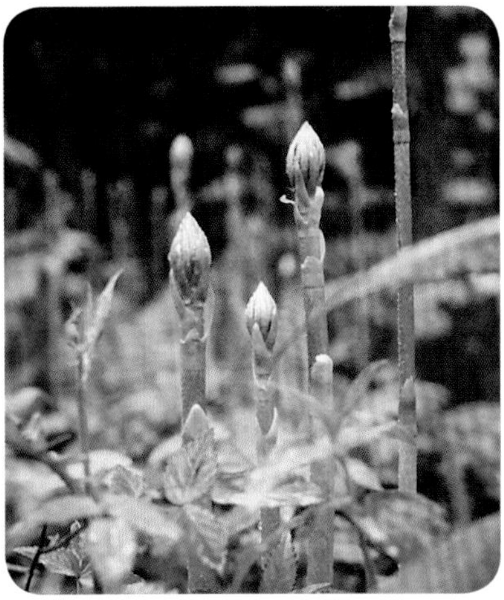

天麻

【组成】半夏 9g，天麻 6g，茯苓 6g，白术 18g，橘红 6g，甘草 3g，生姜 1 片，大枣 2 枚。

【功用】化痰息风，健脾祛湿。

【主治】风痰上扰证。眩晕，头痛，胸膈痞闷，恶心呕吐，舌苔白腻，脉弦滑。

古方歌

半夏白术天麻汤，苓草橘红枣生姜，
眩晕头痛风痰盛，痰化风息复正常。

第十七章

消导化积剂

（4 种）

第一节　消食化滞剂（3种）

bǎo hé wán
保和丸

《丹溪心法》

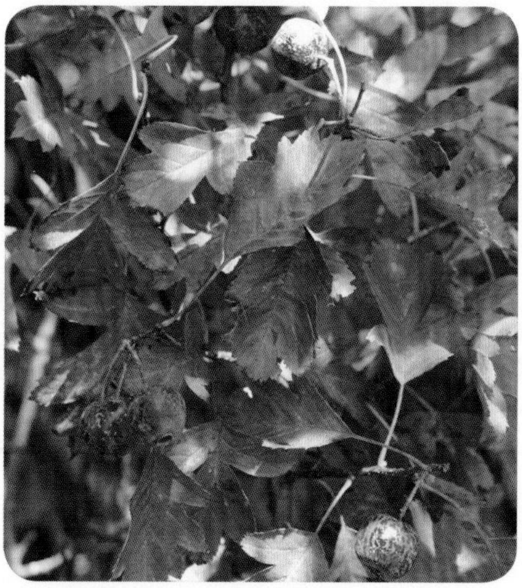

山楂

方歌

山楂善于消肉食，
神曲长于化面食。
莱菔化痰又消食，
陈半行气且化滞。
茯苓健脾化痰湿，
连翘散结且消积。
肉食面食食积证，
脘腹痞满能开启。

【组成】山楂 18g，神曲 6g，莱菔子 3g，陈皮 3g，半夏 9g，茯苓 9g，连翘 3g。

【功用】消食化滞，理气和胃。

【主治】食积证。脘腹痞满胀痛，嗳腐吞酸，恶食呕逆，或大便泄泻，舌苔腻，脉滑。

古方歌

保和神曲与山楂，苓夏陈翘菔子加，
炊饼为丸白汤下，消食和胃效堪夸。

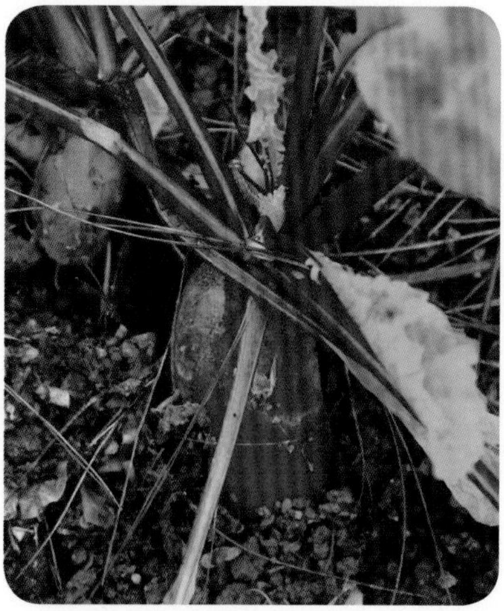

莱菔子

【附方】大安丸（dà ān wán）

《丹溪心法》

方歌

保和丸中加白术，
消中兼补效突出。
小儿脾虚食积证，
饮食不消应首选。
脘腹胀满不思食，
大便泄泻为之瘳。

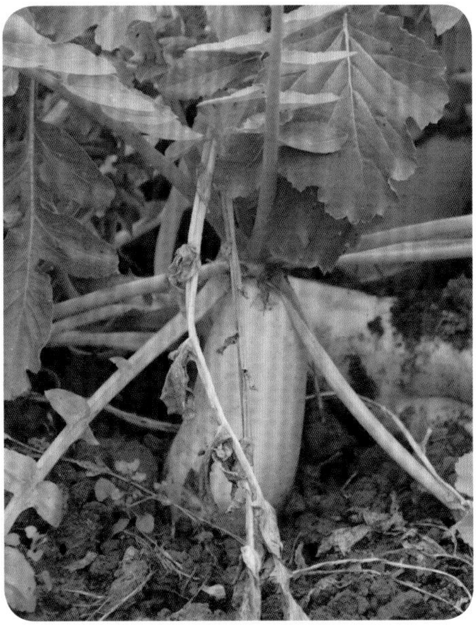

莱菔子

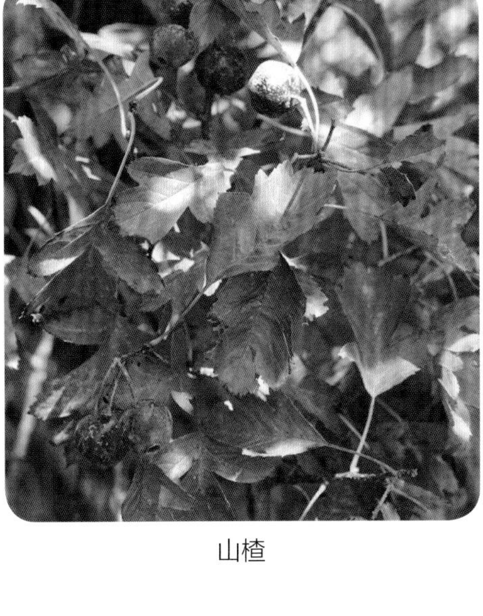

山楂

【组成】山楂12g，神曲6g，半夏6g，茯苓6g，陈皮3g，莱菔子3g，连翘3g，白术12g。

【功用】消食健脾。

【主治】小儿食积脾虚证。小儿食积，饮食不消，脘腹胀满，纳少肢倦，大便泄泻。

古方歌

保和神曲与山楂，苓夏陈翘菔子加，
曲糊为丸表汤下，亦可方中用麦芽。

zhǐ shí dǎo zhì wán

枳实导滞丸

《内外伤辨惑论》

黄芩

方歌

大黄攻积大便通，
枳实破气积滞松，
神曲消食又健脾，
清利湿热芩连从，
苓术健脾又化湿，
泽泻利水湿无踪，
湿热食滞腹痛证，
大便秘结此方宗。

【组成】大黄 30g，枳实 15g，神曲 15g，黄芩 9g，黄连 9g，茯苓 9g，白术 9g，泽泻 6g。

【功用】消食导滞，清热祛湿。

【主治】湿热食积证。脘腹胀痛，大便秘结，或下痢泄泻，小便短赤。舌苔黄腻，脉沉有力。

泽泻

古方歌

枳实导滞首大黄，岑连曲术茯苓襄，
泽泻蒸饼糊丸服，湿热积滞力能攘。

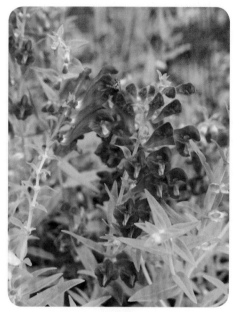

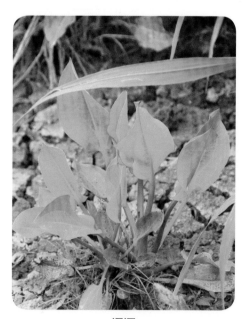

第二节 健脾消食剂（1种）

gě huā jiě chéng tāng
葛花解酲汤

《内外伤辨惑论》

方歌

葛花解酒且醒脾，
神曲消食解酒积。
砂仁蔻仁善醒脾，
猪茯泽术酒湿辟。
行气和胃青陈皮，
参姜木香和中气。
酒积伤脾晕且吐，
胸闷苔腻消之奇。

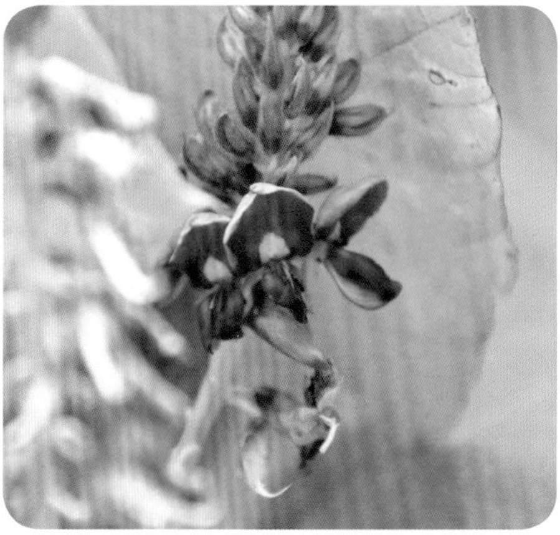

葛花

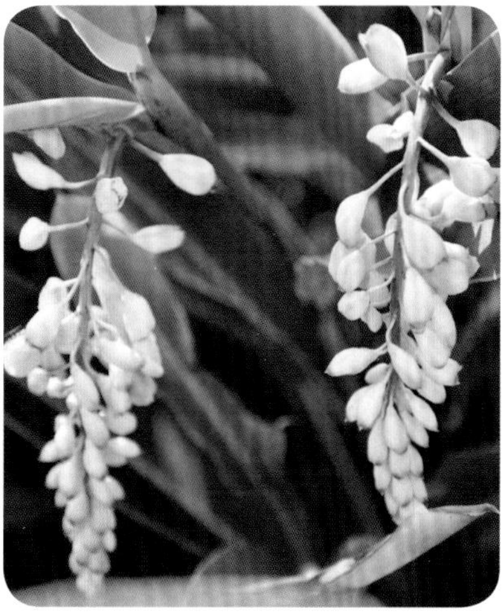

砂仁

【组成】葛花 15g，神曲 6g，缩砂仁 15g，白豆蔻 15g，猪苓 5g，白茯苓 5g，泽泻 6g，白术 6g，莲花青皮 3g，橘皮 5g，人参 5g，干生姜 6g，木香 3g。

【功用】消酒化湿，理气健脾。

【主治】酒积伤脾证。眩晕呕吐，头痛烦渴，胸膈痞闷，食少体倦，小便不利，大便泄泻，舌苔腻，脉滑。

古方歌

葛花解酲香砂仁，二苓参术蔻青陈，
神曲干姜兼泽泻，温中利湿酒伤珍。

第十八章

治痈疡剂

（9种）

xiān fāng huó mìng yǐn
仙方活命饮

《校注妇人良方》

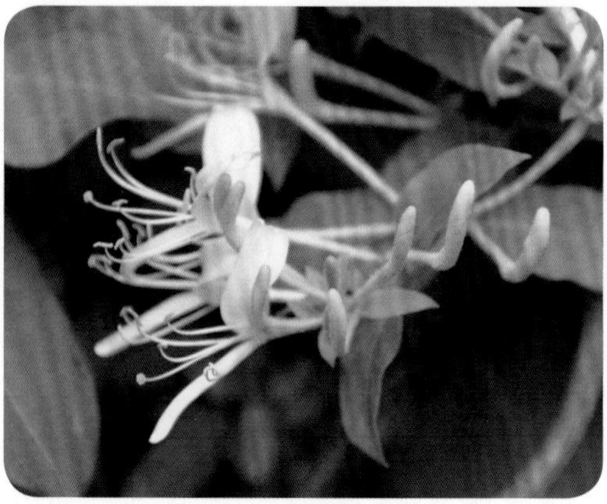
金银花

【组成】金银花 9g，防风 6g，白芷 6g，当归尾 6g，赤芍 6g，乳香 6g，没药 6g，天花粉 6g，贝母 6g，陈皮 9g，炙穿山甲 6g，皂角刺 6g，甘草 6g。

【功用】清热解毒，消肿溃坚，活血止痛。

【主治】痈疡肿毒初起。红肿焮痛，或身热凛寒，苔薄白或黄，脉数有力。

古方歌

仙方活命金银花，防芷归陈草芍加，
贝母天花兼乳没，穿山皂刺酒煎佳，
一切痈毒能溃散，溃后忌服用勿差。

方歌

银花清热且解毒，
疮家圣药功效殊。
防风白芷散热毒，
归芍乳没肿痛舒。
花粉贝陈草消肿，
山甲皂刺排脓速。
痈疡肿毒初起者，
红肿焮痛服之瘥。

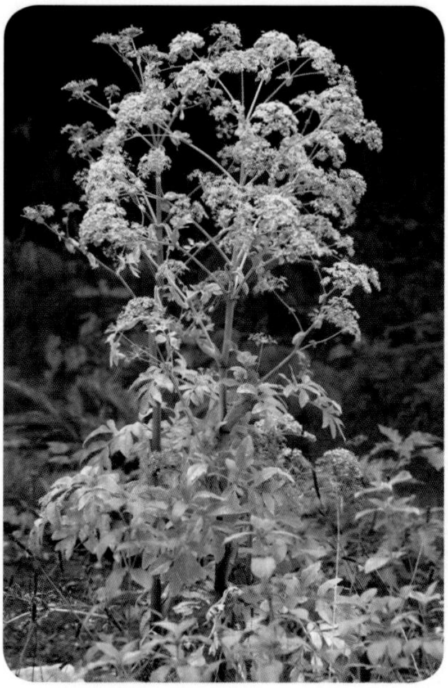
白芷

wǔ wèi xiāo dú yǐn
五味消毒饮

《医宗金鉴》

方歌

银花清热解毒良，
公英消痈又散结。
紫花地丁消痈肿，
野菊清热解毒强。
紫背天葵消疔毒，
火毒疔疮有专长。
疔疮初起发热症，
红肿热痛服之宜。

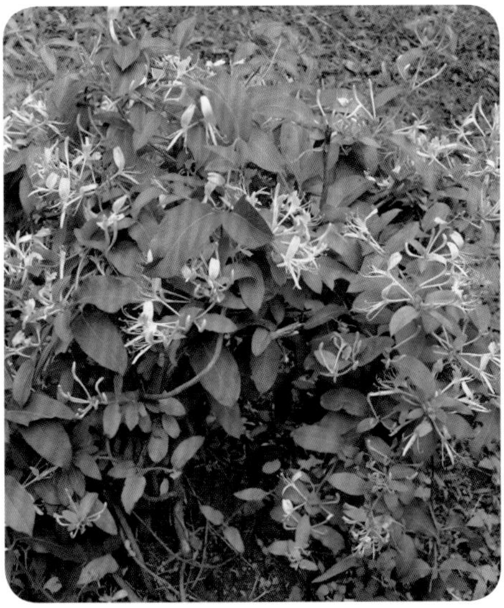
金银花

蒲公英

【组成】金银花 30g，蒲公英 12g，紫花地丁 12g，野菊花 12g，紫背天葵子 12g。

【功用】清热解毒，消散疔疮。

【主治】火毒结聚之疔疮。疔疮初起，发热恶寒，疮形似粟，坚硬根深，状如铁钉，以及痈疡疖肿，局部红肿热痛，舌红苔黄，脉数。

古方歌

五味消毒疗诸疔，银花野菊蒲公英，
紫花地丁天葵子，煎加酒服效非轻。

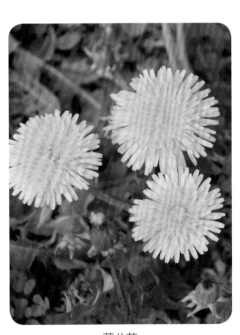

sì miào yǒng ān tāng

四妙勇安汤

《验方新编》

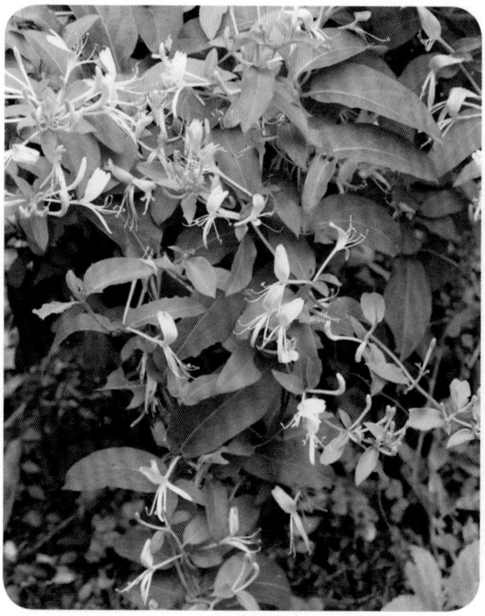

金银花

方歌

清热解毒金银花，
痈疽疮疡来当家。
玄参清热且凉血，
解毒软坚效更佳。
当归养血且活血，
通脉止痛响当当。
甘草清热又解毒，
调和药性好一桩。
热毒炽盛脱疽证，
肢暗肿痛力能匡。

【组成】金银花 90g，玄参 90g，当归 60g，甘草 30g。

【功用】清热解毒，活血止痛。

【主治】热毒炽盛之脱疽。患肢暗红微肿灼热，疼痛剧烈，久则溃烂腐臭，甚至脚趾趾节脱落，延及足背，烦热口渴，舌红脉数。

古方歌

四妙勇安金银花，玄参当归甘草加，
清热解毒兼活血，热毒脱疽效堪夸。

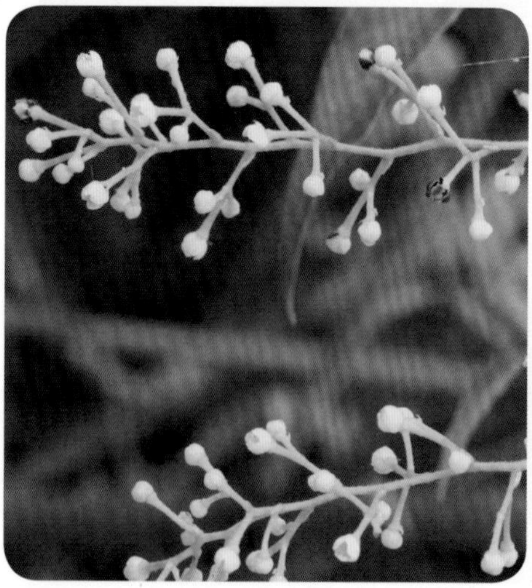

玄参

yáng hé tāng

阳和汤

《外科证治全生集》

方歌

熟地黄配鹿角胶，
温阳补血功效高。
肉桂姜炭入血分，
温阳散寒通脉好。
温化寒痰白芥子，
宣通寒凝麻黄饶。
甘草解毒调诸药，
温阳补血阴寒散。
皮色不变肿弥漫，
阴疽流疽渐有效。

【组成】熟地黄 30g，鹿角胶 9g，肉桂 3g，炮姜 2g，白芥子 6g，麻黄 2g，生甘草 3g。

【功用】温阳补血，散寒通滞。

【主治】阴疽。如贴骨疽、脱疽、流注、痰核、鹤膝风等，症见皮色不变，酸痛无热，口中不渴，舌淡苔白，脉沉细或迟细。

古方歌

阳和汤法解寒凝，贴骨流注鹤膝风，
熟地鹿胶姜炭桂，麻黄白芥甘草从。

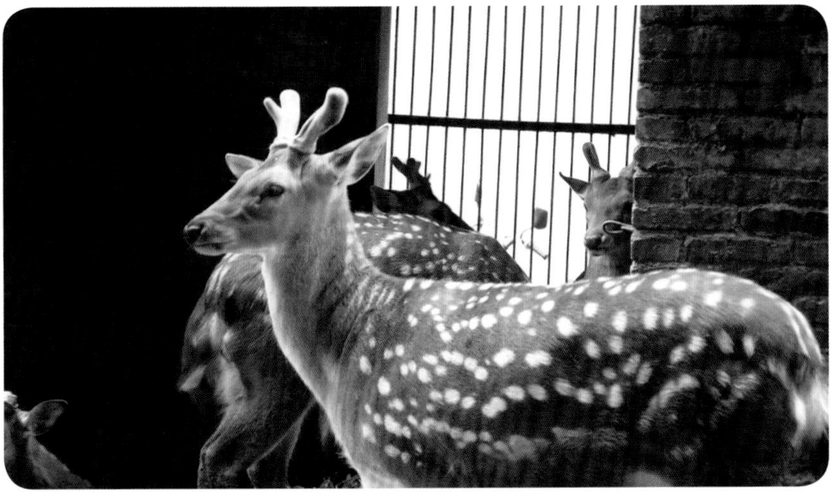

鹿角胶

xī huáng wán

犀黄丸

《外科证治全生集》

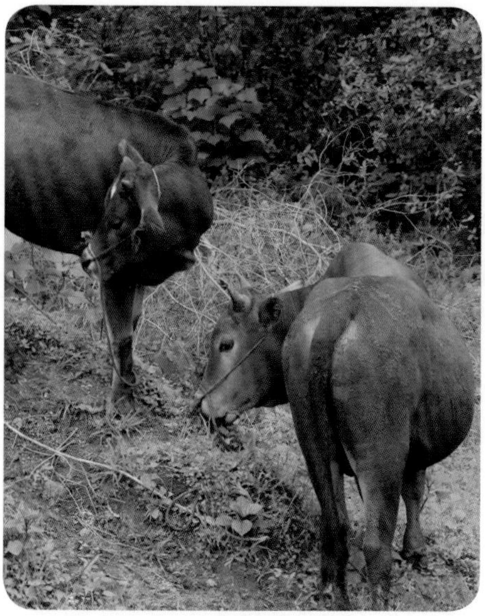

牛黄

方歌

牛黄清热解毒强，
清解火毒又散结。
麝香香窜通经络，
乳没活血祛瘀良。
黄米饭丸和胃宜，
火郁痰凝瘀滞证，
乳岩瘰疬有专长。

【组成】犀牛黄 1g，麝香 5g，乳香 30g，没药 30g。
现代用法：用水泛丸，每服 9g，陈酒送服。

【功用】活血行瘀，解毒消痈。

【主治】火郁痰凝、气滞血瘀所致之乳岩、瘰疬、横痃、痰核、流注、肿痛、小肠痈等。舌红，脉滑数。

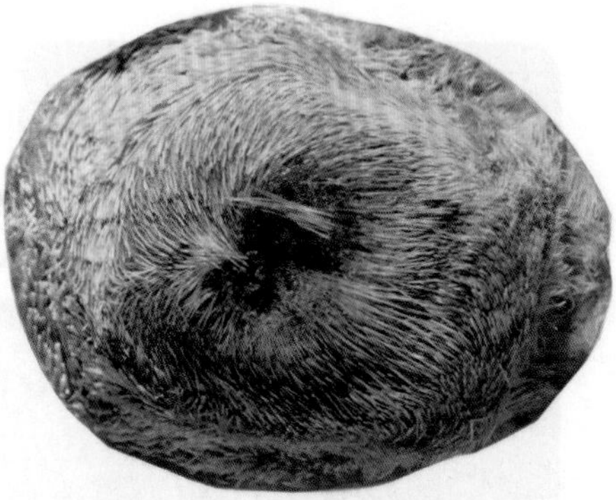

麝香

古方歌

犀黄丸内用麝香，乳香没药与牛黄，
乳岩横痃或瘰疬，正气未虚均可尝。

hǎi zǎo yù hú tāng
海藻玉壶汤

《外科正宗》

方歌

海藻昆布海带族，
化痰散结消瘿瘤。
行气解郁青陈皮，
归芎活血高一筹。
半贝连草助消瘤，
独活通痹气血流。
气滞痰凝成瘿瘤，
瘿瘤初起慢悠悠。
皮色不变也不痛，
化痰软坚渐消融。

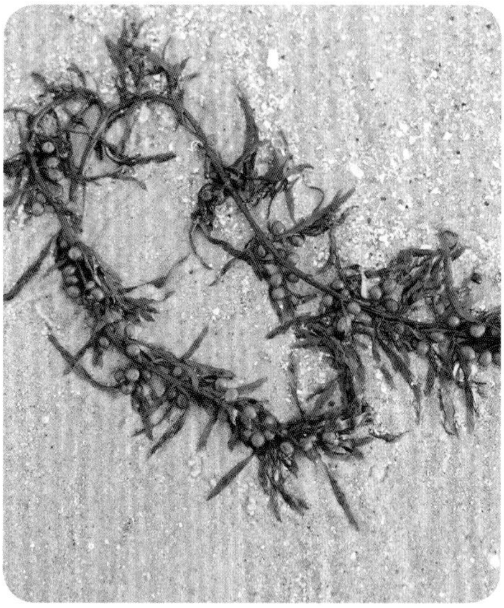

海藻

【组成】海藻 3g，昆布 3g，海带 3g，青皮 3g，陈皮 3g，当归 3g，川芎 3g，半夏 3g，贝母 3g，连翘 3g，甘草 3g，独活 3g。

【功用】化痰软坚，消散瘿瘤。

【主治】气滞痰凝之瘿瘤初起。瘿瘤初起，或肿或硬，赤或不赤，但未破。亦治石瘿，坚硬如石，推之不移，皮色不变。

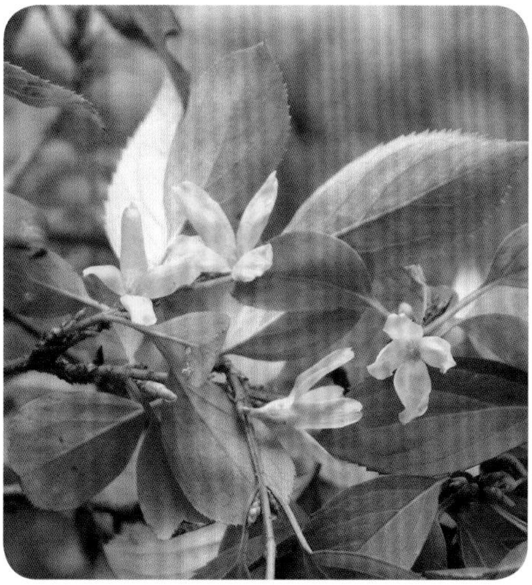

连翘

古方歌

海藻玉壶带昆布，青陈归芎夏贝母，
连翘独活甘草入，化痰散结瘿瘤除。

xiāo luǒ wán

消瘰丸

《医学心悟》

浙贝母

方歌

贝母清热化痰结，
牡蛎软坚且散结。
玄参清热消节结，
颈项结块或节结。
痰热凝结生瘰疬，
清热化痰软坚结，
痰核瘿瘤诸节结，
各种节结此方先。

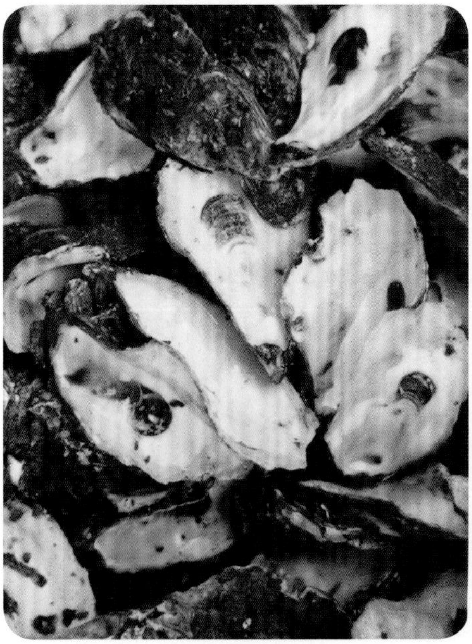

牡蛎

【组成】贝母 12g，牡蛎 12g，玄参 12g。
【功用】清热化痰，软坚散结。
【主治】痰热凝结之瘰疬。痰核瘿瘤，咽干舌红，脉弦滑数。

古方歌

消瘰牡蛎贝玄参，消痰散结并养阴，
痰核瘰疬痰火结，临时加减细斟酌。

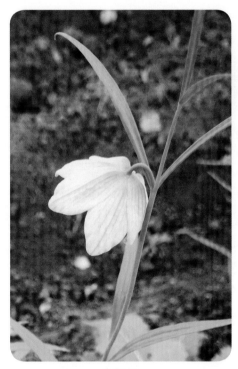

wěi jīng tāng
苇茎汤

《外台秘要》，引自《古今录验方》

方歌

苇茎清热治肺痈，
瓜瓣清肺又消壅。
薏苡清肺又排脓，
桃仁祛瘀助消痈。
清肺化痰且排脓，
痰瘀热毒肺痈证，
咳吐脓痰此方宗。

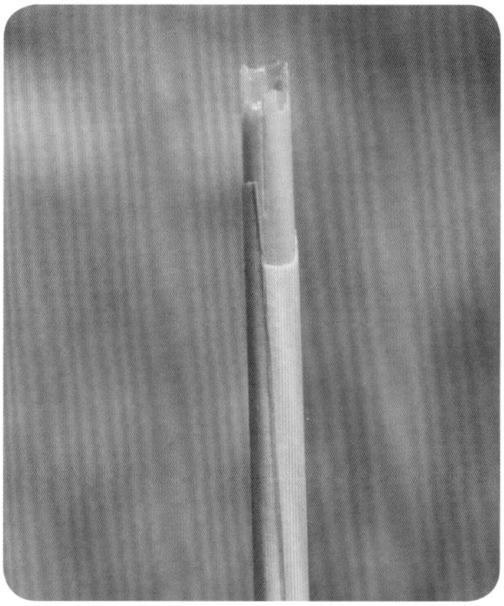

苇茎（芦根）

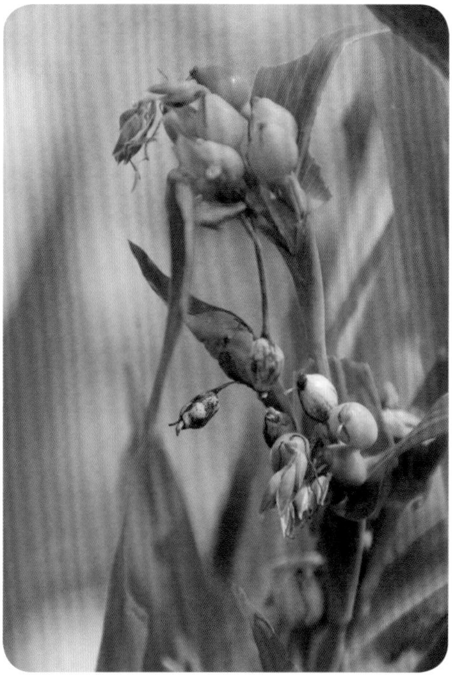

薏苡仁 或 桃仁

【组成】芦根 60g，瓜瓣 24g，薏苡仁 30g，桃仁 9g。

【功用】清肺化痰，逐瘀排脓。

【主治】肺痈，痰瘀互结之肺痈证。热毒壅滞，身有微热，咳嗽痰多，甚则咳吐腥臭脓血，胸中隐隐作痛，舌红苔黄腻，脉滑数。

古方歌

千金苇茎生薏仁，桃仁瓜瓣四味临，
吐咳肺痈痰秽浊，凉营清气自生津。

dà huáng mǔ dān tāng
大黄牡丹汤

《金匮要略》

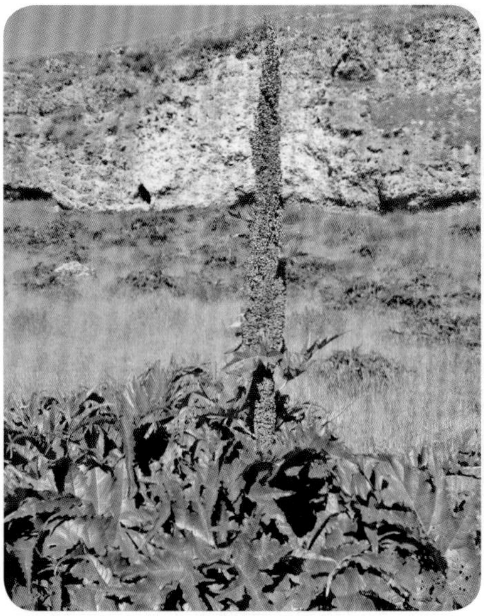
大黄

方歌

大黄泄热逐瘀强，
桃仁相伍散瘀热。
芒硝软坚又散结，
肠痈瘀热丹皮襄。
瓜仁排脓散痈结，
泻热破瘀消肿结。
湿热瘀滞常发热，
肠痈初起阑尾炎，
腹痛拒按此方先。

【组成】大黄 12g，桃仁 9g，芒硝 6g，牡丹皮 3g，冬瓜仁 30g。

【功用】泻热破瘀，散结消肿。

【主治】湿热瘀滞证之肠痈初起。右下腹疼痛拒按，或右足屈而不伸，伸则痛甚，甚则局部肿痞，或时时发热，自汗恶寒，舌苔薄腻而黄，脉滑数。

古方歌

金匮大黄牡丹汤，桃仁瓜子芒硝襄，
肠痈初起腹按痛，苔黄脉数服之康。

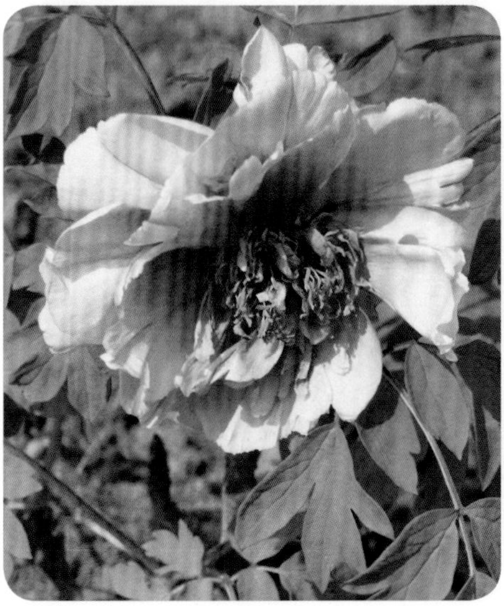
牡丹皮

附　录

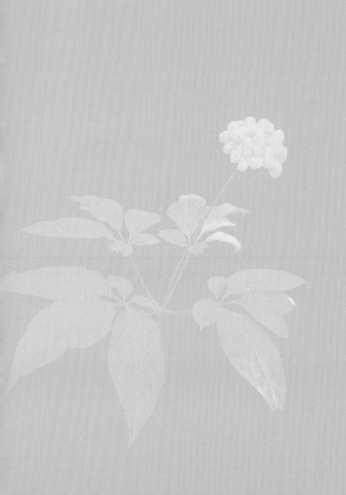

附录 A 十八反歌诀

本草明言十八反，半蒌贝蔹及攻乌。

藻戟遂芫俱战草，诸参辛芍叛藜芦。

即：乌头反半夏、瓜蒌、川贝、浙贝、白蔹、白及；甘草反海藻、大戟、甘遂、芫花；藜芦反人参、丹参、玄参、沙参、细辛、芍药。

附录B　十九畏歌诀

硫黄原是火中精，朴硝一见便相争。
水银莫与砒霜见，狼毒最怕密陀僧。
巴豆性烈最为上，偏与牵牛不顺情。
丁香莫与郁金见，牙硝难合京三棱。
川乌草乌不顺犀，人参最怕五灵脂。
官桂善能调冷气，若逢石脂便相欺。
大凡修合看顺逆，炮爁炙煿莫相依。

即：硫黄畏朴硝，水银畏砒霜，狼毒畏密陀僧，巴豆畏牵牛，丁香畏郁金，牙硝畏三棱，川乌、草乌畏犀角，人参畏五灵脂，官桂畏赤石脂。

附录C　妊娠用药禁忌歌

斑蝥水蛭及虻虫，乌头附子配天雄。
野葛水银并巴豆，牛膝薏苡与蜈蚣。
三棱芫花代赭麝，大戟蝉蜕黄雌雄。
牙硝芒硝牡丹桂，槐花牵牛皂角同。
半夏南星与通草，瞿麦干姜桃仁通。
硇砂干漆蟹爪甲，地胆茅根与䗪虫。

说明：妊娠用药禁忌歌可供参考。在中医临床用药上，禁用与忌用也有所不同：凡药性峻猛的或有堕胎作用的，如巴豆、大戟、商陆、牵牛子、三棱、斑蝥、水蛭、麝香、马钱子、川乌、草乌、雄黄、砒石、朱砂等，应属于禁用范围；凡属于活血化瘀、行气破气、攻下导滞、药性滑利的，如桃仁、红花、莪术、牛膝、枳实、青皮、大黄、冬葵子、薏苡仁等均属于忌用范围。但这也是相对的，不是绝对的。《内经》有“有故无殒亦无殒也”的说法，均可参考。对于初学者来说，应谨慎使用，最好不要轻易突破禁忌歌的内容。

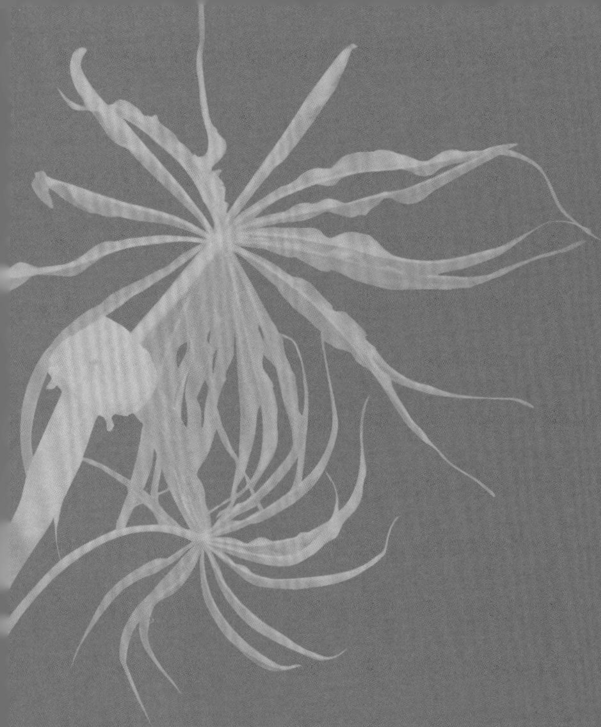

索 引

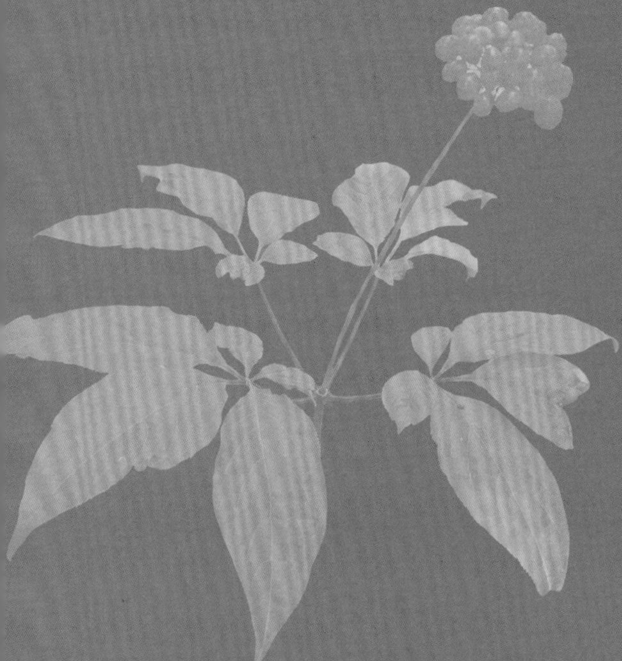

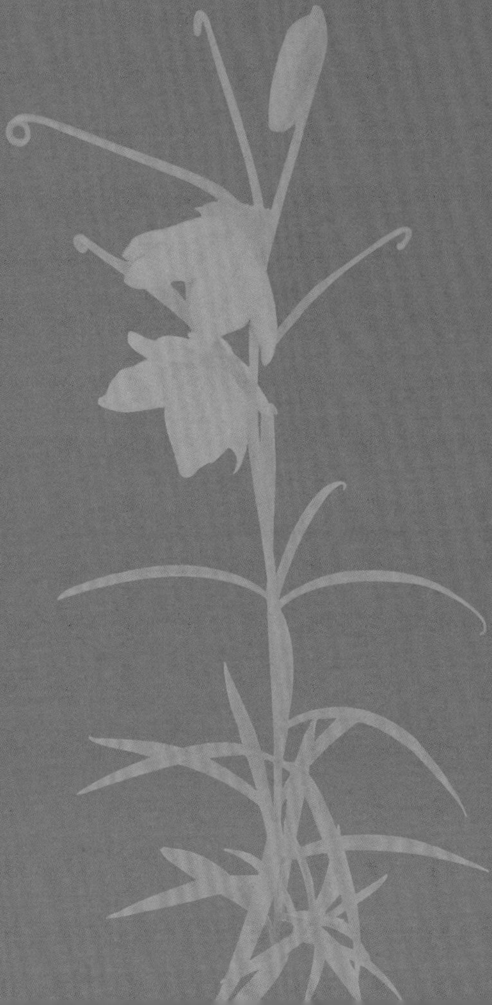

以汉语拼音为序

Y

Z

以汉字笔画为序

六画

七画

八画

九画

十画

十一画

十二画

十三画